近代名医珍本医书重刊大系

（第三辑）

岭南儿科双璧

程康圃　杨鹤龄　著

王慧如　点校

U0245194

天津出版传媒集团

天津科学技术出版社

图书在版编目（CIP）数据

岭南儿科双璧 / 程康圃, 杨鹤龄著；王慧如点校
. -- 天津：天津科学技术出版社，2024.8
（近代名医珍本医书重刊大系. 第三辑）

ISBN 978-7-5742-1961-8

Ⅰ.①岭… Ⅱ.①程… ②杨… ③王… Ⅲ.①中医儿
科学—中医临床—经验—中国 Ⅳ.①R272

中国国家版本馆CIP数据核字（2024）第071057号

岭南儿科双璧

LINGNAN ERKE SHUANGBI

责任编辑：田　原　梁　旭

责任印制：兰　毅

出　　版：天津出版传媒集团

　　　　　天津科学技术出版社

地　　址：天津市西康路35号

邮　　编：300051

电　　话：（022）23332392（发行科）23332377（编辑部）

网　　址：www.tjkjcbs.com.cn

发　　行：新华书店经销

印　　刷：河北环京美印刷有限公司

开本 880×1230　1/32　印张7.75　字数131 000

2024年8月第1版第1次印刷

定价：58.00元

近代名医珍本医书重刊大系第三辑专家组

读名家经典
悟中医之道

扫描本书二维码，获取以下**正版专属资源**

本书音频　畅享听书乐趣，让阅读更高效

走近名医　学习名家医案，提升中医思维

方剂歌诀　牢记常用歌诀，领悟方剂智慧

● **读书记录册**
记录学习心得与体会

● **读者交流群**
与书友探讨中医话题

● **中医参考书**
一步步精进中医技能

扫码添加智能阅读向导
帮你找到学习中医的好方法！

操作步骤指南　① 微信扫描上方二维码，选取所需资源。

② 如需重复使用，可再次扫码或将其添加到微信"收藏"。

推荐文

  中医药是我国劳动人民在长期防治疾病的实践中创造的独具特色的医学瑰宝，千百年来为中华民族的繁衍昌盛做出了不可磨灭的贡献。作为新时代的中医药人，弘扬中医文化，传承国药精粹，使其更好地造福于民，是我们的神圣职责和义务。

  当前，中医药的发展正处在能力提升关键期，国际社会对中医药的关注度也在日益提升。近年来，党和国家领导人非常重视发挥中医药在对外交流合作中的独特作用，并对新时期中医工作做出重要指示：一是全新、明确地界定了中医药学在中华文化复兴新时期的关键地位，是"打开中华文明宝库的钥匙"；二是指出了深入研究和科学总结中医药学的积极意义，即"丰富世界医学事业、推进生命科学研究"；三是揭示了中医药学在国际文化交流与合作中的重要作用，即"开启一扇了解中国文化新的窗口，为加强各国人民心灵沟通、增进传统友好搭起一座新的桥梁"。

  天津科学技术出版社有限公司和北京文峰天下图书有限公司共同打造的"近代名医珍本医书重刊大系"第三辑包含了19世纪多位中医名家代表作，如《俞介庵经验集》《临证心得》《蒲园医案》《柳选四家医案评校》《岭南儿科双璧》《鲟溪医论选研究》等。像俞介庵、朱卓夫、赖良蒲、程康圃、杨鹤龄、王聘贤等医家的代表作也囊括其中。

这些医家对中医发展、中医学术研究具有独特见地。时至今日，他们的学术思想和医案对临床及各类医学问题的研究仍具有重要参考和启迪作用。现将他们的经典医案和医论汇集整理重新出版，以为读者提供一份难得的了解、研究、继承中医的宝贵资料。

此系列丛书的出版，不仅具有示范意义，对全国中医药学术传承发展，也将起到积极的推动作用。且该丛书的点校与出版，并非单纯的医史研究，也非单纯的文献整理点校，而是有着很专业的实用价值，在阅读过程中，可以与这些医家的思想碰撞，产生火花。欣慰之余，愿为之推荐。

名老中医药专家学术经验继承工作指导老师

李佃贵

2023年1月16日

序　言

　　"近代名医珍本医书重刊大系"具有包含医家更多，选取品种更全、更具代表性，梳理更细致，点校者权威等特点。在第一、二辑的基础上，第三辑继续扩充19世纪中医名家代表作，共计22个品种，不仅包括《俞介庵经验集》《临证心得》《蒲园医案》《柳选四家医案评校》《岭南儿科双璧》《鳏溪医论选研究》等作品，而且还包含了俞介庵、朱卓夫、赖良蒲、程康圃、杨鹤龄、王聘贤等医家的代表作。

　　这次点校着重以中医传统理论结合著者学术经验予以诠解，汇辑各家注解，但不为古人注释所囿，联系所论的因、证、治疗等加以阐论和分析，凭证论治，论证用药。这套书深挖中华医藏，系统梳理19世纪中医名家代表作，可以为中医研究者提供坚实的文献研究基础，承前启后，为复兴中医药文化、提升中医药社会地位提供理论基础。也进一步贯彻了新时期中医工作重要指示精神：全新、明确地界定了中医药学在中华文化复兴新时期的关键地位，是"打开中华文明宝库的钥匙"。

　　"近代名医珍本医书重刊大系"是目前最系统地甄

选19世纪中医名家代表作的系列丛书，特聘国医大师李佃贵指导，并邀请当今的中医名家、青年临床医师加入，进行严谨的点校重刊，旨在为研究中医药知识提供理论基础，传承发展祖国中医药文化。

全景脉学创始人

2023年2月11日

目 录

上 卷

程氏《儿科秘要》之学术思想及
特点评介 …………………… 3

（一）儿科八证治法六字说 … 3

（二）程氏儿科诊断上
的经验 …………………… 22

（三）程氏在方剂和用药上
的成就 …………………… 28

（四）程氏在儿科治疗学上
的一些见解 ……………… 38

（五）程氏有关医德的论述 … 42

儿科秘要（又名《小儿科家传
秘录》）…………………… 45

序 ………………………… 47

凡例 ……………………… 48

小儿科家传秘录 ………… 49

幼科总论 ………………… 49

论风热症治第一则 ……… 60

论急惊症治第二则 ……… 61

慢惊症治第三则 ………… 63

慢脾风论症治第四则 …… 66

脾虚论治第五则 ………… 69

疳症论治第六则 ………… 71

论小儿燥火第七则 ……… 73

论咳嗽症治第八则 ……… 76

总论八证 ………………… 79

八症论治用药 …………… 83

言症论治 ………………… 89

识症避凶列后 …………… 93

死症四十候 ……………… 96

脏腑五行干支部

年岁司天法 ……………… 97

三症验录 ………………… 100

跋 ………………………… 114

1

下　卷

杨氏《儿科经验述要》
之学术思想及特点评介……… 117
（一）儿科察病，首重望诊… 117
（二）儿科辨证，精确为要… 121
（三）治疗用药，独运匠心… 128
（四）杨氏儿科根深叶茂 … 135
儿科经验述要 ……………… 139
清光绪两广盐运使司
谕文摄影…………………… 139
清光绪两广盐运使司经厅
谕文摄影…………………… 141
序（一）…………………… 142
序（二）…………………… 144
自序………………………… 146
凡例………………………… 149
第一篇　儿科看症用药大要… 151
第二篇　儿科诊断纲要……… 157
第一节　看外症要诀 ……… 157
第二节　验指纹要诀 ……… 159
第三节　切脉要诀 ………… 161
第四节　按诊要诀 ………… 161

第五节　问诊要诀 ………… 162
第三篇　儿科证治 ………… 165
第一节　脐风锁喉症 ……… 165
第二节　白屑 ……………… 167
第三节　风热 ……………… 168
第四节　燥火 ……………… 170
第五节　咳嗽 ……………… 172
第六节　急惊风 …………… 176
第七节　慢惊风 …………… 178
第八节　慢脾风 …………… 180
第九节　脾虚 ……………… 183
第十节　疹证 ……………… 185
第十一节　麻症 …………… 187
第十二节　瘛症 …………… 190
第十三节　痘症（附水痘症）… 195
第十四节　疳积 …………… 198
第十五节　暑症 …………… 200
第十六节　湿温症 ………… 202
第十七节　痢症 …………… 204
第十八节　疟疾 …………… 206
第四篇　医案摘录 ………… 209

目 录

第一案 暑湿泄泻误作
慢惊症·············· 209

第二案 急惊风症 ·········· 211

第三案 麻后慢惊风症 ······ 213

第四案 慢脾风症 ·········· 215

第五案 肝郁久热症 ········· 217

跋 ····················· 221

程杨二家学术思想之异同
及其关系 ············· 225

附录：方剂 ·············· 231

3

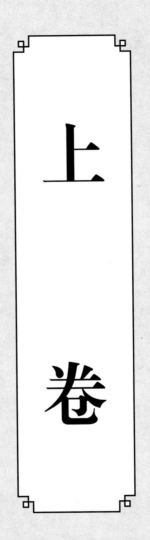

上

卷

程氏《儿科秘要》之学术思想及特点评介

（一）儿科八证治法六字说

程氏之《儿科秘要》突出而明确地提出了儿科八证即风热、急惊、慢惊、慢脾、脾虚、疳证、燥火、咳嗽和治法六字即平肝、补脾、泻心的学说。作为一种医学学说的倡导者，程氏与历代诸家一样，具有鲜明的共性，其学说能继承、充实和丰富前人的有关理论而又自成体系，给后人以深刻的启迪；其医学实践必然广泛运用这种学说去指导识病认症，辨证论治，自订新方或利用前人成方来实现这一观点；并且这种理论和实践的统一性必然会充分体现在他的著述和医案里。程氏《儿科秘要》集中反映了以上几个特点，现试分述之。

1.儿科八证说
（1）儿科八证说之理论根据
小儿不是成人的简单缩影，在生理、病理等方面都有与成人显著的不同。历代医家的论述很多，归纳起来从生理言，主要表现为脏腑娇嫩、形气未充；生机蓬勃、发育迅速。就病理言，主要表现为发病容易、传变迅速；脏气清灵、易趋康复。故有小儿"五脏未全，全而未壮""易寒易热""易虚易实""小儿为纯阳之体"等说。这些特点，一直有效地指导着儿科临床的辨证论治，程氏儿科八证的提出，亦是以此作为理论根据的。

　　小儿脏腑娇嫩，形气未充，稚阴稚阳，机体和功能均较脆弱，对疾病的抵抗力较差，加上寒暖不能自调，乳食不知自节，一旦调护失宜，则外易为六淫所侵，内易为饮食所伤。因此肺系（外感时邪为主）和脾系（饮食内伤为主）的病证较为多见。程氏儿科八证基本上可分属这两类。肺主气司呼吸，外合皮毛，由于小儿卫外机能未固，外邪每易由表而入，侵袭肺系而常见感冒、咳嗽、肺炎等病证，程氏儿科八证中首列风热证候，后列咳嗽一门，就是对这类病证的概括。脾胃为后天之本，运化水谷和输布精微，系气血生化之源。小儿运化功能尚未健全，消化力薄，而生长发育所需水谷精气却较成人更为迫切，因此常易为饮食所伤而出现食滞疳积或脾虚肝克而导致面色黄白、头发疏黄、唇色淡白、身体倦怠以及吐泻、自汗、盗汗、蒸热、疳积等证，程氏儿科八证中据此详分脾虚、慢脾、疳证等，囊括了儿科杂病中一系列常见病、多发病。

小儿不但发病容易，且得病以后，变化迅速，邪易深入，正气易虚，邪气易实，从而出现虚实寒热错综复杂的局面。程氏抓住这一特点，辨证地认识八证中相互之间的联系和转化，指出了风热证可以发展为急惊风证；慢惊风既可由急惊失治延至日久传里而成，亦有初起即成此证；尚有急惊传慢惊后又传脾而成慢脾风者，或小儿平素脾虚气弱风霜失调身体习坏已久一朝暴发忽然而至者，这种情况往往由实证迅速转化为虚证，甚至出现呕吐泄泻不止，手足常冷无温，闭目亡魂、唇色淡白、不食不语、脉纹散乱等一派危象。程氏上述有关各证的相互影响和转变的认识，正是小儿"脏腑柔弱""易虚易实""易寒易热"特点的具体反映。

小儿患病容易出现高热、惊风，历代医家尤为重视。程氏也不例外，故急惊、慢惊、慢脾在八证中占有一定的比重。特别值得指出的是程氏根据小儿纯阳之体的理论以及"心属火脏，日食燥热之物积久而成热，热则是火，火在心，肝木着之，或染时行之气外邪引内热"而表现一派火热之象，别出心裁地概括为小儿燥火证。此证前人较少专篇论述，儿科亦无详论，程氏将其另立一门，并依五脏各自所主分为各经火症，论治亦颇详。广州人所讲之燥火症，不同于北方人之秋燥，岭南燥火，四季有之。以其四季气候常温，又以粤人喜吃"够镬气"之煎炒油炸，郁积日久，病根已藏，一遇疲劳或喂养不慎即成燥火症（母乳传与小儿，故小儿亦有燥火），证属内燥，故岭南成人有饮凉茶，小儿有饮七星茶习惯。岭南人口能繁衍昌盛至今，小儿科医生是有很大功劳的。

小儿病因单纯，又少七情的伤害，病种相对集中，容易分类，故相对比较简单，且"其脏气清灵，随拨随应，但能确得其本而撮取之，则一药可愈，非若男妇损伤积痼痴顽者之比"（见《景岳全书·小儿则》），这也是程氏之所以提出儿科概以八证以统其全的客观依据。

（2）儿科八证说之临床意义

我国历来重视人口的繁衍，小儿是新生力量，故特为重视。周代制度疾医之下，分而治之的分法，就划出有小儿科；周末战国时代便有专业的小儿医生。《史记·扁鹊列传》："来入咸阳，闻秦人爱小儿，即为小儿医"。秦汉到隋唐，儿科医学得到很大的提高。《颅囟经》是我国现存最早的儿科专书。《诸病源候论》《千金方》《外台秘要》等也有不少专篇讨论小儿疾病的证治。宋代钱乙专业儿科四十余年，有《小儿药证直诀》三卷传世，奠定了中医儿科学之基础。厥后中医儿科不断地充实和发展，著述也愈来愈多。如程氏所说："诸书前贤言论纷纷，诸家互有卓见。"根据1961年中医研究院、北京图书馆联合编辑的《中医图书联合目录》所载，目前能见到的儿科专著已约487种。证候的分类也相当繁杂，如《诸病源候论·小儿杂病诸候》将儿科病分为255候；《备急千金要方》列"少小婴孺"部门于诸病之前，除序例外，分为新生儿护理、惊痫中风、客忤夜啼……诸章，载方320多首，《外台秘要》其中"小儿诸疾"分85门，载方达400首；《小儿药证直诀》共3卷，论证47条，医案23则，方114首；《幼幼新书》共40卷；《小儿卫生总微论》共20卷；《圣济总录·小儿门》16卷，论列108个证候；《袖珍小儿方论》内分72门，载方624首；《保婴撮要》共10卷；《幼科证治准绳》共九卷；《幼幼集成》共6卷，52个证候……所有这些，对于后学掌握其临床证治来说实非易事，初学者更有多歧亡羊之感。况"夫小儿一科，诸书名曰哑科，以其有病不能自言"，"惟医者度其气候消息而决之"，因此，也给医者带来一定的困难，故"古称难治者，莫如小儿"。

鉴于此，程氏本着为后学指出医门捷径，"与同学者参看""愿后之学者览此而青出于蓝"之厚望，据毕生之钻研举八证而概之。正如本书篇首《幼科总论》所云："……以上八般症候小儿日常有病不外乎此。间有别症亦古板之症，当求古书一定治法。予不能赘录。惟向日常所多见而治法与人不同自己试验者录而存之。今分详八则，症方并授，但能熟习混活通融首中尾皆相应则有数十症候。深意无穷矣。如是每则条下，俱有某症加用某药之说，则一条之加是一症候矣。八则方论后皆有数条加法则是共有数十症候矣。"由此可见程氏其著作动机，选证简明实用，略而有要，亦可明了儿科八证说之临床意义所在。正如南海罗崧骏在本书序中指出："小儿一科自北宋钱乙《药证直诀》出，厥后作者日增，然或博而寡要，或偏而失中，求其提纲挈领，执简驭繁者绝少"，程氏家传秘本"症候该以八门治法约以六字，其理明而确，其词简而赅，其论证定方有条而不紊，宜医家奉为鸿宝矣"。一般认为，对于初涉临床者必须执简驭繁，以常见病为务。罗氏一语破的，道出提纲挈领，执简驭繁乃程氏儿科八证说之一大特色。

程氏医传六代，家学渊源，"皆承秘要"；康圃"年才弱冠即专业医门，五十年来取信于人者，首以小儿之症",在长期临床实践中"留心记认",认为小儿之症"八症惟多","其余各症则有一百问之多,但见无几,即有见亦有奇难"。所说虽带有某些片面性,但毋庸置疑,程氏对儿科八证的概括是有一定的科学性的。

程氏儿科八证说分列各则,叙述条理分明,语言通俗流畅,首析病因病机,详究脉因证治,重视五脏分证,强调各证合参。兹提要分述如次。

(3)儿科八证说之学术特点

1)首析病因病机。程氏儿科八证说内容丰富,既有论,又有方,在病种上包括外感和内伤杂病。立论以脏腑学说为基础,各证均以脏腑的生理功能、病理变化来分析疾病的病因病机,分别虚实寒热各种证候类型,作为立法处方的依据。如"风热之症是肝属木主风,心属火主热",认为"小儿初染外感之风或内生之风则肝木先着之;火性热,人有热则心火同气而相求,心必主之,故肝木心火相搏则成风热";又如急惊风之症程氏认为是肝风与心火相合,缘心主惊,肝主风,故二经相合便成惊风;咳嗽之症是肺受风热兼夹有痰,由心火克肺金肝木旺反胜肺金而成咳,脾虚受湿生痰壅肺而成嗽;又如燥火之症是心火太旺而燥热生,小儿各经之热即出瘰疹亦由心火起因。内伤杂病亦然。如脾虚一证程氏认为是"肝木乘而克之,其脾越困";"疳积之症是脾虚食入难化，因滞而成积又肝木相克，肝主郁怒，肝气郁脾气虚故成疳。此外急惊转化慢惊或进一步发展为慢脾风，亦不离乎肝脾等脏，或因失治传里，肝木克脾土而致。程氏之"释八症六字说"首析病因病机，从脏腑的生理功能出发，阐其常而识其变，论述精辟扼要，切中肯綮。程氏自己也说："知因而造其极，病无不愈。"

2）详究脉因证治。程氏对儿科八证的辨证治疗，很强调脉因证治四者的完整性。故《释八症六字说》篇末指出："但能于八症中辨其手纹、脉息、外候、识其症据，断其确实，自依其六字治法，治之应手而效"。书中以八证为经，以外候、手纹、脉息、病因病机、治法、方药为纬，分详各症，开列于后。如"风热症治第一则"指出："常身热唇色深红而亮，或鼻塞，或泻青黄色如浮萍状，或不泻"，这是言外候；"此症由外感风邪，闭塞腠理，脏腑之热不得宣通"，这是言病因；"此是肝风心火相合而成"，这是言病机；"手纹浮紫，左手纹常浮于右手"，"脉按之亦必浮数"，这是言诊断；"治当平肝风泻心火"，这是言治法。这种脉因证治"四者不失"的观点，体现了中医"辨证求因""审因论治"的特点。这里也说明程氏不愧为临床大家。综观程氏儿科八证之脉因证治，理法分明，秩序井然，其提要钩玄之功融会贯通之力，对后学实有裨益。

3）重视五脏分证。脏腑分证，最先见于《内经》，至《难经》《金匮》《中藏经》《千金方》渐有发展，然诸家所论，以叙述成人疾患为多。宋代钱乙继承前人理论，结合小儿特点，按五脏所主加以分析归纳，总结出以五脏为纲配合五腑、五官、五志等的儿科辨证方法。此后张洁古、万密斋、王肯堂等又有所补充。五脏分证乃一直成为指导儿科临床辨证论治的重要南针。程氏继承了前人诸贤的五脏分证理论，书中所列"五脏主病定例"与前贤诸家基本一致，均以"风、惊、困、喘、虚"来归纳肝、心、脾、肺、肾五脏的主要证候特点，并具体运用到儿科八证中去。经过长期的实践，反复验证，归纳出五脏疳和小儿燥火分五脏的具体辨证方法，对后学者有一定的启发和帮助。例如程氏在"疳证论治第六则"提出小儿疳证，"如见面色黄瘦、肚大青筋，食多不化，常泄尿潺、屎糊，或食倍如常而不生肌肉，此脾经症也；善怒善哭、腹痛咬指，或眼起白膜，而青筋露，此肝经症也；夜多烦躁惊扰，头上生小疮疖，此为惊疳乃心经症也；咳嗽气喘，鼻孔生疮，或以指挖鼻孔，善悲泣无声，皮聚发落，此肺经症也；囟门坑陷，大凹而动，目无光彩，骨软迟行，此先肾虚乘疳而现症也。"在疳证的治疗上，程氏不仅提出平肝补脾去积总的治则及制方，而且注意"某经现症则加某经之药"，如心积加川连、枳实、雄黄、朱砂；"肝积加三棱、文合"；"脾积加槟榔、川朴"；"肺积加紫菀、杏仁"；"肾积加远志、砂仁、人中白"等等，对五脏疳的处方用药确有独到之处。又如"论小儿燥火第七则"燥火证治中也以五脏所主加以概括归纳，并指导组方用药，既有治小儿燥火总剂，集泻五火之要药于一方之中的独创，又有随五火特异性证候而各经分治之加减，轻重有别，步步为营，其临床功底之深厚可见一斑。

治小儿燥火总剂 川连（心）钱半 知母（肺）三钱 黄芩（脾）钱半 元参（肾）三钱 龙胆（肝）二钱 甘草（和中）一钱 木通（引火下出）二钱 犀角（统治五经）钱半 如谵语舌干心火多加生栀、连翘、淡竹叶；鼻干干咳肺火多加桑白皮、地骨、桔梗；眼赤胁痛肝火多加羚羊、川连（倍半用）、川枳；唇焦肚结脾火多加大黄、枳实、朴硝；耳鸣腰痛肾火多加黄柏、丹皮、泽泻。同时对五脏证治古代医家所创制的有名方剂如导赤散（心）、泻青丸（肝）、泻黄丸（脾）、泻白丸（肺）、六味丸（肾）等程氏也倍加推崇，"常用屡验"，抄录书中，以资后学。

4）强调各证合参。程氏指出："八则症论不过分详以取条晰易看，间有两则同见，三则同见者宜兼同参治。如小儿现系疳证又病惊风者是两则同见，当以疳证惊风两则同参看；如脾虚又患风热又患咳嗽者是三则同见，当以脾虚风热咳嗽三则同参看，余可类推。"程氏还进一步指出："八则条下具有兼某病加某药之说，是本病惯常所兼见者，故分录各则方后间或异常兼见亦有之，假如风热兼咳嗽是惯常兼见者，如脾虚兼咳嗽则此脾虚条下未有录兼咳嗽之条，以不常见也。间有之当合同参治，余可类推。方为混活通融首尾相应也。立有是症则参是说而治之，斯得之矣。"这里可以看出，程氏儿科概以八证，并不意味着把它们分裂开来，相反地是极为重视八证之间的相互关系，这种既有区别，又有联系的辨证方法，说明程氏并不孤立地看病，而是有机地综合治理。体现了中医整体观念辨证论治精髓的科学性。

2.儿科治法六字说

（1）平肝补脾泻心的理论根据

小儿从初生到成年，处于不断生长发育的过程中，机体各部分的物质基础和生理功能，都未达到成熟完善。故小儿体质有其不同于成人的生理病理特点，历代医家，早有论述。如《灵枢·逆顺肥瘦》篇有"婴儿者，其肉脆、血少、气弱"的论述；北宋钱乙《小儿药证直诀》有"脏腑柔弱""肌骨嫩怯"，五脏六腑"成而未全""全而未壮"等说法；《丹溪心法·小儿》有"肝只是有余，肾只是不足"之说；万全《育婴家秘》《幼科发挥》进一步提出了小儿五脏有余不足说（即肝常有余，脾常不足，心常有余，肺常不足，肾常不足），高度概括了小儿五脏的特点。这些说法，对后世颇多影响。程康圃在总结前人的有关论述基础上，提出了小儿"肝常有余，脾常不足，心火常炎"的特点，"染病皆由此故"。正如前人曾指出小儿之病"皆五脏相胜，病机不离五行生克制化之理者，盖小儿初生襁褓，未有七情六欲，只是形体脆弱，血气未定，脏腑精神未完，所以有藏气虚实胜乘之病"（见《幼科准绳·卷一·五脏相胜》）。

肝之经为厥阴，与少阳相表里。少阳之气，万物之所资以发生。小儿如草木之芽，受气初生，其气方盛，亦少阳之气方长而未已。故曰肝有余。肝属木主风，感邪以后每易嚣张，邪正交争则剧，一时风火煽动，柔不济刚，筋脉失养，故壮热惊搐不已，甚至角弓反张。如程氏所曰："小儿初染外感之风或内生之风，则肝木先着之。譬如天地有风，则树木先摇动之，故肝属木主风。"现代医学关于小儿解剖生理与发病之间关系的认识，与此颇为吻合。在神经系统方面，小儿大脑皮层的控制能力薄弱，又因神经髓鞘未完全形成，兴奋易于扩散，因此高热时易惊厥。在病理上亦就形成了"肝常有余"的特点。

心之经为少阴，与太阳相表里，心属火，火性炎上。故万密斋说：心热为火同肝论。人皆曰肝常有余，予亦曰心常有余。小儿初生，知觉未开，神怯易惊，心主惊，心火亢盛，动辄神昏愦乱，叫哭惊厥；心主血脉，诸痛痒疮，皆属于心。程氏也指出："心属火主惊，火性热，人有热则心火风气而相求，心必主之。"程氏还指出："缘小儿纯阳之体，心属火脏"，"火生于心"，"如燥火之症，是心主火，火太旺而燥热生，小儿各经之热，即出癍疹，亦由心火起因，治若泻心，是泻君火之源，各经之热何由而炽乎？"

脾之经为太阴，与阳明相表里。脾胃为后天之本，运化水谷，输布精微，为气血化生之源。一方面，小儿处于生长发育阶段，对水谷精微的需求尤为迫切，但小儿肠胃脆弱，谷气未充，此脾常不足也；另一方面，小儿饮食不能自节，寒温不能自调，乳食易伤，也造成脾胃失调，产生疾病的内在因素。如程氏认为"疳积之症，是脾虚食入难化，因滞而成积"，"脾虚之症，是肝木乘而克之，其脾越困"。今天来看在消化系统方面，小儿胃呈水平位，贲门括约肌较松弛，肠管长而壁薄弱，固定也较差，以及胃酸及消化液分泌相对较少，消化酶活力较低，同时神经系统尚未发育完善，因此容易出现脾胃方面的疾患如呕吐、泄泻、伤食、积症等等。

认识病机，目的是认识疾病的本质和指导临床治疗，小儿既然"肝常有余，脾常不足，心火常炎"，故治疗就必须针对这一特点而进行。正如《素问·至真要大论》"衰者补之，强者泻之""有余折之，不足补之"，因此，程氏便概括总结出平肝补脾泻心六字治法，用以指导儿科临床辨证治疗及其用药。实践证明，程氏这一理论是正确的，有意义的。

（2）"平肝补脾泻心"六字治法的具体运用

程氏立"平肝补脾泻心"为儿科六字治法，在临床具体运用中，结合儿科八证，使三法又进一步发挥而成多种多样的具体治法，如平肝之中有疏表、清凉、柔阴、重镇之分；补脾中又与行脾、去湿、消导、升提等相使配伍；泻心之中也有清心热和泻心火之轻重不同。自出机杼，灵活变通，为后世所效法。现略述如次。

1）平肝法。由于肝为风木之脏，内寄相火，体阴而用阳，其性刚，主动主升，主疏泄，喜条达。因此，治疗上程氏多以疏达、清凉、柔润或镇潜的方法而达到平肝的目的。

疏表平肝。药用柴胡、薄荷、防风、羌活等。这类药物的特点是大多既入肝经又能疏风解表，适应于小儿风热，症见身热、唇色深红而亮，或鼻塞、手纹浮紫、脉浮数等。

清凉平肝。药用钩藤、龙胆草、川连、丹皮、黑栀、羚羊之类，适应于惊风初起、风热夹惊、肝风热重或小儿燥火肝火多而见眼赤、胁痛者。

柔阴平肝。药用白芍、鳖甲、乌梅之类，适应于慢惊、慢脾、脾虚、肝疳等症。柔润以养肝，和阴以敛阳，为滋水涵木、"木润则风熄"之意。

重镇平肝。重用僵蚕、全蝎、蜈蚣、地龙等虫类药物，用于急惊风重证见两手握拳（搐搦）甚至大抽搐、两目直视或上视、或咬牙、呵欠等一派急症危象。

2）补脾法。由于小儿脾常不足，运化力弱，故多选用党参、黄芪、白术、茯苓、淮山、四君子汤之类。但补益药物性多腻滞，而且脾主运化，喜燥恶湿，宜升不宜降，故程氏在补脾法中尤为注意与他法相配伍。

补脾行脾。选加陈皮、厚朴、砂仁、木香等。配伍中少加行气药物为佐，使之补而不滞。行气药物具有调畅气机的作用，可以增强脾胃的运化功能，以防腻滞不化之弊。此法程氏称之为"行脾"。程氏告诫说："用补脾必兼行滞之药，不然反滞而伤药食。"

助脾去湿。选加扁豆、苡仁、防己等，使水湿下渗而脾运得健，并可加强补气之功。程氏喜用的四君子汤其方中除参术补气健脾外，配茯苓与白术同用，以收渗湿健脾之效，凡属此种配伍方法，程氏称之为"助脾去湿"。

健脾消导。选加麦芽、山楂、神曲之类。小儿消化力薄，往往容易出现伤食而见呕吐、泄泻、腹胀等症。此时使用补气健脾之品，往往需配合消导药同用。消导药在《儿科秘要》药物中占有不少的比例，必要时尚可加大消导药的比重，而补消兼行。程氏云："小儿伤食用消食之药不应，缘饮食大伤脾胃而成积滞之过，当用莪术（最消积食又不伤胃也）、谷芽（消食生胃气）、川朴（破滞）、杏仁、槟榔兼用白术等补消兼行。"

补脾提气。选加干葛、柴胡、升麻等类。程氏指出："小儿脾虚，补脾药以四君子为主，如脾虚泄泻用药不效，须兼提气之药。书云清气在下，则生飧泄，故提清气上行，变法矣。"

3）泻心法。针对小儿纯阳之体，稚阴未长，其病理表现多为亢奋、冲上、火热的特点，治用"热者寒之""强者泻之"的原则，泻其君火之源，直折火势。又视病情缓急轻重而分为去心热和泻心火两种。

去心热。药用蝉蜕、淡竹叶、连翘、麦冬等。这类药物偏于甘凉或兼清上焦风热而凉心；或清心热而去凉，各有侧重。其中又以淡竹叶为岭南医家最常用。

泻心火。药用生栀、木通、川连等。这类药物较为寒凉，故泻心火之力较强，对于小儿急惊风或燥火以心火为突出表现而见谵语舌干等均可使用。泻火法程氏还推崇导赤散，认为它具有凉心惊，泻心、小肠之火，心有热小便短赤，借用掺入自己方中，常用屡验。

4）三法合掺。以上是程氏儿科平肝、补脾、泻心六字治法的具体运用及常用方药。然而，程氏在临床辨证论治中并不孤立地把这三法截然分开，而是辨证地有机结合在一起，或以平肝为主，兼之泻心；或以补脾为主，兼以平肝；或平肝、泻心、补脾三法合用。正如程氏在篇首《释八症六字说》中所言："此总八症而言之，皆不外乎平肝、泻心、补脾之大法，或平肝、或补脾、或执一端而治，或兼二端而治，或总三端而治之。六字之大法，自有准绳。"具体如下。

平肝泻心：以治风热、急惊证候。二证皆由肝木心火二径相合而成，故"平肝则风息，泻心则惊去"。方药用薄荷、柴胡、钩藤、蝉蜕、连翘、木通、淡竹叶、甘草。

平肝补脾兼以泻心：以治慢惊风症，缘此证肝木克脾土之故，方药用薄荷、柴胡、白芍、党参、白术、茯苓、甘草、川连等。

大平肝木大补脾土：治疗慢脾风、脾虚、疳积等证。此三证虽然症候各有所异，或呕、或泻、或积、或滞，然病机则一，均为肝气郁脾气虚，故用平肝、补脾重剂，方药用薄荷、柴胡、白芍、钩藤、党参、白术、茯苓、甘草等。

平肝木泻心火兼补脾：治疗小儿咳嗽。缘心火克肺金，肝木旺反胜肺金而成咳，脾虚受湿生痰壅肺而成嗽。若平肝木使脾不受制，不虚而生痰，泻心火使肺不受火克，何咳嗽之不安乎？方药用薄荷、钩藤、木通、川连、生栀、莲叶蒂、甘草等。

为了便于掌握，经过分析统计，兹将程康圃平肝补脾泻心治疗儿科各种疾患的法则简单概括如下：

$$平肝 + 补脾 + 泻心 = 基本法$$

$$\frac{薄荷 \quad 柴胡}{白芍 \quad 钩藤} + \frac{党参 \quad 白术}{茯苓 \quad 甘草} + \frac{川连}{木通} + 淡竹叶 = 基础方$$

在这基础上然后加减，例如：

八证用药。风热证加防风、蝉蜕；惊风重证加川连、羚羊、全蝎、僵蚕；咳嗽证加桔梗、前胡、紫菀、款冬；脾虚、慢脾证加扁豆、淮山、北芪、归身；疳证加莪术、郁金；燥火加犀角、玄参、龙胆草、黄芩等等。

随症加减。伤食加神曲、山楂、麦芽；呕吐寒加藿香、白蔻仁，热加竹茹、钗斛；泄泻加利水药泽泻、苡仁，泻甚加诃子肉、赤石脂；汗加北芪、防风；渴加麦冬、干葛、花粉、北味；痰加贝母、瓜蒌、胆南星、法夏、北杏之类。

《儿科秘要》中诸方，都是这样加味化裁出来的。明乎此，则可运用自如，也可效其法而另立新方了。由此可见程氏六字治法执简驭繁、随病制方而又不失其度的学术特色。

程康圃平肝补脾泻心用药简表

八证	运用次数	薄荷	柴胡	白芍	钩藤	党参	白术	茯苓	甘草	木通	淡竹叶	川连	备注
		平肝				补脾				泻心			
风热	方剂	√							√	√	√		
	加减												
急惊	方剂	√	√	√					√	√	√		
	加减											√	
慢惊	方剂	√		√	√				√	√	√		
	加减						√				√		
慢脾	方剂			√	√		√	√	√				
	加减			√									
脾虚	方剂					√	√	√	√				
	加减									√			
疳证	方剂			√		√	√	√	√				
	加减												
咳嗽	方剂	√								√			
	加减				√						√	√	
燥火	方剂								√	√			
	加减	√	√							√	√		
合计		5	4	7	5	4	4	6	8	4	5	6	

（二）程氏儿科诊断上的经验

中医诊断历来以望、问、闻、切四诊为纲。程氏结合小儿特点，将历代儿科名家诊断法举其要者，取其精华，参以己见，把中医传统四诊归纳为儿科"二法""二要"。二法即手纹法和诊脉法；"二要"为看外症秘要和问诊要诀，言简意赅，颇为实用。

手纹法，为儿科所特有。历代儿科专著均有论述。程氏书中手纹部位定式、主病、浮沉分表里、寒热虚实看颜色、三关测轻重以及具体做法和注意事项，此类论述与诸儿科专著大同小异，但程氏对指纹诊断价值的看法是比较客观的。他说："有一色手纹主一病者，又有两色主两症，当相兼而看"；"有一色手纹相兼则兼主一病，间有三色相兼、四色相兼者"；"两手纹连两手脉部位，脏腑有病，浑同参看"；"病初起手纹常在风关、次在气关，出至命关为病甚。亦有小儿禀赋虚弱即无病时手纹亦常至命关，此又不在病例而言，但要看人之旺弱，病之新久浅深，兼测外候而断之。""又有小儿左右手纹非沉、非浮、非青、非紫，非开长短丫，不淡滞，不淡和，不模糊，又无十八图纹，脉亦和平，看外症又觉无病。惟是请示诊看，谓其何病而可，则以肚泻或肚痛间作，或痢疾或夜热断之。如答云不是则以脾虚受湿断之，必得其矣。"他认为十八图纹"不是有此症必有此纹，间或有之"。由此可见程氏对小儿指纹望诊法强调相兼参看，因为不是特异诊断，指纹之反应原因很多，故有应有不应，但确有一定的临床指导意义，纠正了刻板不变或全部推翻的两种偏见。

小儿脉诊法主要以浮、沉、迟、数辨表里寒热，以有力、无力定虚实。程氏认为小儿为纯阳之体，故脉息常数，与大人不同，脉数一息八九至，脉迟一息五六至，这是经验之谈。并且提出小儿脉象，"最要分明紧数两般，差之则相反，盖紧为寒，数为热，昭昭有力应手为数，紊乱无力，应手左有弹指如牵绳状为紧"，以示后学注意。

看外症秘要。程氏根据五官苗窍与五脏的生理关系，结合对具体症状的观察，加以归纳和描述，语言通俗，易于掌握，于临床有一定参考价值。如鼻为肺窍，"鼻有涕水为风热在肺，无涕为风热闭肺，鼻孔开张，有出气无入气为肺绝，难治"；眼为肝窍，"眼直视或上视为肝风发搐……"；唇为脾窍，"淡白为脾胃虚寒……枯白如朽骨为脾绝死症"。余脏亦然。此外，看外症还包括观察耳背、头发、肚皮、肾囊，等等。此四者各有诊断经验在其中。

程氏问诊，亦颇重视。提出了寒热分日夜、先后、伴随症状多少之不同区别，以及辨小便分寒热虚实、有无渴饮、泄泻等情况。既有前贤之说，又参有临证心得，时至今天仍不失其临床意义。

程氏也很注意病势转归。在具体辨证上列出"死症四十候"，逐一进行描述，告诫医者"如有此见，见则不可言吉，告明在先"，并一再强调即使死症"亦要用药挽救"，或可"冀十死之一生也"。

死症。这是对病情极重、精气将竭、脏腑衰败、濒于死亡的临床征象的概括。《内经》《伤寒》《金匮》所谓"死""亡""不可治"皆属此类。"死症"的出现，是病人生命垂危的标志，尤其是儿科急症瞬息万变，稍纵即逝，如能早期发现，判断准确，对于抢救生命具有积极的意义，因而是临床医生所必须熟练掌握的技能之一。程氏书中"死症四十候"对此作了详细的记载，描述具体，形象生动，内容相当丰富，是我们学习、提高医疗技术的宝贵资料。但由于其内容庞杂分散，不够系统，因而也不易学习和掌握，本文拟作初步的整理和归纳。

（1）阴阳离决。症见汗出如油、面黑神昏、黑掩太阳、肝脉浮大。危重患者常因亡阴亡阳而见汗出，这种汗称"绝汗"，或者"脱汗"。无论亡阴亡阳，终将导致阴阳离决而身亡。黑为肾色，面黑神昏甚至黑掩太阳，皆为肾水亏极，孤阴无阳；肝脉浮大为邪甚，或为脉逆四时，或为真脏脉现，邪盛正败。

（2）气血衰败。症见气喘不休为气乱；病久气喘为气脱；啼泣无声或气出无入为气绝；病深无泪为液脱。缘声音产生于气的运动，又言为心声，故可以从语言、声音、呼吸的异常诊察气液之衰竭。肛门如筒也是气下绝的表现。肾主固摄，司二便，泄利无度乃至失禁，是肾气下绝不能固摄之故。发为血之余，发直如竖为血绝之候。

（3）五脏坏绝。症见鼻孔开张、忽作鸦声、鼻干黑煤、眼皮反展，此为肺绝；眼眶凹陷、吐泻不止、喉如曳锯、牙齿臭落、唇牙枯白、唇不盖齿、头汗手冷、人中黑陷，此为脾（胃）绝；久病作肿为肌坏；舌肿发惊此为心坏；手常抱头、爪甲青黑此为肝绝；胸陷囟肿、目无光彩、干呕无物、濑泄黑水，此为肾绝等等。程氏所述之五脏绝与王肯堂《幼科证治准绳》之五脏绝颇为一致。皮肉筋骨脉从属于五脏，形体的改变反映内脏的坚脆盛衰，所谓有其内必形于外，故形体败坏是脏腑功能衰败的客观表现。

（4）五行相克。程氏还指出饮食挫喉为肝胃坏；长厥不了为肝脾坏；鱼口鱼目为肝风甚；舌黑如木为水克火；青缠口角为肝克脾；肚痛无声为肝克胃死；舌卷囊缩为肝肾绝；弄舌抵唇为肝心绝等等。疾病中出现姿态险恶，或失神假神，或色夭不泽，或舌见危象等等，都有助于对"死症"的诊断。以上这些，后世广东医家临床上也一直沿用和积累了不少经验。

值得指出的是，程氏在诊断上对于古代医家各家学说的态度是比较正确而客观的。如该书附有小儿面部属位和小儿面部八卦图，"绘定亦以备一时之博考"。当代医家董廷瑶对120例小儿分部面诊报告反映分部面诊包含着某些客观性和规律性，说明儿科面诊有实用价值。（见《辽宁中医杂志》1984年第7期第1页）程康圃还于书末附有脏腑五行干支部年岁司天法，天干合脏腑相属歌等，并指出："此歌以地支年号某年则应某脏司天，某脏在泉若某脏司天，上半年某脏病多；某脏在泉则下半年某脏病之说，世俗或有讲此，故录以备考，其以测病亦不即不离，不可专泥也。"运气学说在儿科的运用当中也有人进行探讨，如汪德云等认为这一学说对于认识和诊治小儿疾病有所帮助，与运气太过与不及的年份相应，人体也有一定的病理定位规律，婴儿在出生时已携带具有病理定位规律的信息，这有助于临床诊断治疗。临床遇疑难症时，运用以上规律可有助于明确诊断，或参照规律作相应的素质调理（见《湖北中医杂志》1984年第5期第23页）。在国外，有人报道冬季心血管疾病发病率上升；精神病院病人在气温升高时入院人数较多；春秋两季的次声波会影响到人的中枢神经系统；在西德医生和医院官员们可以使用一个专用电话号码，了解到一份有关天气对人体影响的报告，名为"生物预后"，等等。（见《世界科学》1984年第8期第31页）这些例子都可说明运气学说有着一定的研究和运用前景，值得进一步研究和探讨。程康圃对此类问题"录以备考"的做法是可取的，客观上也给后人保留了宝贵的文献素材，提出了研究课题。并且从史学的角度看，也从某个横断面反映了当时医学的发展状况和水平。这些都有待于我们进一步挖掘和整理。

（三）程氏在方剂和用药上的成就

1.丰富儿科方剂学的内容

（1）善用古方。古代遗留之方多经临床锤炼，配伍组织严密，临床屡验。故有语曰："药虽进于医手，方多传于古人；若已经效于世间，不必皆从于己出。"程氏儿科临证，也喜用古人成方。他用成方，不固守一家，从书中可知，有学宋人钱乙及金元诸家如朱丹溪；有学明清诸家。程氏最喜用的成方有钱乙的"五脏方"即导赤散、泻青丸、泻黄丸、泻白丸和六味丸，及以四君子为底方的四君子汤、异功散、六君子汤、六神散。其他如四苓汤、小柴胡汤、生脉散、保和丸等，例子诸多，不胜枚举。程氏还善于化裁古方，如宣风搜热散（生牵牛15克 熟牵牛15克 防风12克 陈皮12克 尖槟12克 元明粉9克），用"治小儿各经之热积大便不通，不敢大泻恐伤元气，用此稳当，胜用大黄承气诸剂，屡验"。"此方朱丹溪用治痘症，余加元明粉借用治热闭甚效"。可见程氏对古方的运用既宗原旨又有新意，耐人寻味。

（2）自制新方。程氏自制的新方是根据儿科八证六字治法的立论为主导思想的。如前所述，程氏立儿科八证治法六字之说，自成体系，他不仅广泛运用这种理论去识病认证，而且自订新方来实施这一论点，充分体现了理法方药的统一，理论和实践的紧密结合，丰富了儿科方剂学的内容。

在程氏《儿科秘要》一书中，"各症条下则立一方"，可见他是强调随证制方的。例如燥火一证，他认为心主火，火太旺而燥热生，针对这一发病机理，康圃立"治小儿燥火总剂"，既重点泻心，又面面顾及，方中犀角一味，既泻心火又能统治五脏，加川连、木通以为助，泻心之力专；又伍知母（肺）、黄芩（脾胃）、元参（肾）、龙胆草（肝）兼顾五脏，共奏泻火之功。

（3）讲究剂型，汤散合用。程氏在儿科方剂上的最大特色，是讲究剂型，汤散合用，独具一格。

讲究剂型，喜用丸散，这是祖国医学治疗儿科病的优良传统。早在宋代钱乙《小儿药证直诀》里，曾记载有132个方剂，其中有124个药方属于丸、散、膏、丹、药饼子（早期片剂）等简单易服易用的剂型。这种适应小儿疾病的特点，便利小儿服药的有效方法，程康圃加以很好地继承和发扬。其《儿科秘要》一书，每症之下，必列丸散若干，不下30种，常用的有急惊散、慢惊散、惊风散、玉露散、抱龙丸、万应丸等等。

中医的临床特点，主要是辨证论治。程氏对丸散的运用也坚持贯彻辨证论治的原则。如小儿风热证治篇指出疏表配开万应丸。如风重热轻则开惊风散，热重风轻则开玉露散；伤食开胃苓散，有痰开珠珀惊痰散等等。目前中药剂型的改革是一个重要的课题。在儿科方面，由于小儿具有发病急、传变迅速、服药难等特点，故丸散的运用尤其值得重视。它不仅有简便、备急、易服（可用乳汁、开水等送服）的优点，而且量少效高，节约药源，作用较广泛，适应的范围比较大。除喜用丸散外，程氏书中尚有外涂、喷喉、乳剂、蜜调、饴饲（如"肥儿糕作果子饲之"）等各种剂型的有关记载。

丸散既是固定的药方组成，就必然有它的局限性，只能在临床上适应于病情不太复杂的疾病，为了克服这一不足，程氏继承历代医家的宝贵经验，总结自己多年的临床积累，采用了汤散合用、长短互补的方法，有效地运用于儿科临床。孙思邈在《备急千金要方·卷一·诊疾第四》指出："张仲景曰欲疗诸病，当先以汤……次当用散……次当用丸……能参合而行之者，可谓上。"中药汤剂吸收较快，作用也强，但煎煮费时；丸剂散剂作用有缓有急，但药性持久，即时可用，使用方便，因此临证之时若能根据具体病情相互配合，灵活运用，二者合用，速中求效，缓中求久，则可扬长避短，大增疗效。特别是对某些久病顽疾配合用之甚宜。如明代著名医药家缪仲淳曰："汤者荡也，煎成清汁是也，大去病用之……丸者缓也，作成圆粒也，不能速去病，舒缓而治之也。"（《炮炙大法·用药凡例》）

细察程氏《儿科秘要》书中各证治法所述，皆汤剂在先，丸散在后，汤散配合，每证必备。甚至于随症加减中，单用丸散或汤散合用者，也占加减法的半数以上。如治疗急惊风既用钩藤、薄荷、甘草、川地骨、柴胡、淡竹叶、木通、连翘、蝉蜕、灯芯、金箔、银箔等药煎汤汁以平肝风泻心火镇惊坠痰，又开急惊散同奏其功，增加疗效。又如疳证、脾虚、慢脾等病，多需连续用药，也每每必嘱丸散常服，这对于慢性病来说，尤为适宜。

为了进一步提高疗效，程氏还十分注意煎服法。如书中指出："随症用汤药，开丸散可令其分二次服。方能服透，务要其多食，免至药少不效。"又如"小儿食药怕苦，大人见其难食，食药必少则不应，有苦味者可避用则避之，不得已然后可用"。并指出："药味坚硬难出味者要先煎，如羚羊、鳖甲、犀角、石膏之类；不耐煎者要后下，如薄荷、木香、玉桂之类。煎药带滚斟出其味全。"影响疗效的因素是多方面的，程氏还注意到小儿有病服药必告其母亲戒口、父母节房事以及做好患者家属的思想工作，以取得家长的配合等等。

2.程氏在儿科用药上的特点

（1）八症论治用药。程康圃不仅在选方组方上运用儿科八证学说作为指导思想，而且还灵活运用到药物的归类和选择中去，书中特设"八症论治用药"于症论立方八则之后，"以取条晰易观"，这种以证选药方法主要是根据各证的不同病变，采取辨证与辨病相结合，把药物的作用同疾病的临床特征结合起来，采用有针对性的药物治疗，从而收到更加满意的效果。这里往往蕴涵有各个医家在长期临床实践中摸索总结得出的经验，也是我们整理研究工作中不可忽视的部分。如小儿疳证常用莪术、三棱、尖槟、山楂、枯硼、元明粉、杏仁、使君、神曲、海螵蛸等有针对性药物；小儿咳嗽清润用天冬、麦冬、百合、玉竹、瓜霜；夹去惊热用杷叶、款冬、紫菀、桑白；小儿燥火泻心用川连、生栀、淡竹叶、连翘、麦冬；泻肝用川连、龙胆、丹皮、黑栀、羚羊；泻肺用桑白、杷叶、花粉、款冬、天冬；泻脾用大黄、朴硝、黄芩；泻肾用六味丸或用元参、丹皮、泽泻、黄柏；泻胃用知母、石膏、茅根、人中白、人中黄等等，不一一列举。

（2）善用药引。中药引经学说，源于《内经》。《素问·至真要大论》云："补上治上制以缓，补下治下制以急；急则气味厚，缓则气味薄，适其至所。"历代医家对此颇为重视，在方剂中引经之药的运用亦相当广泛。程康圃《儿科秘要》也很重视用药引。如引热下行，去惊去心火用灯芯；发散通阳，风重则用生姜，风轻用生葱；镇惊用金箔、银箔；引药入脾胃用伏龙肝；止咳通心肺用莲叶蒂；和中同姜止呕用大枣；和胃止渴用白米。程氏还特别提出此类药引"必告知其加入煎药，因药铺执无此味，遗忘则作用不齐或不应效"。可见药引之作用不可轻重。值得进一步探讨的是程氏常用的药引中有金箔、银箔和莲叶蒂等味。固然，在当时的情况下，程氏主要还是根据中药归经理论去指导药引的具体运用，可能认为金银重坠能够镇惊，莲叶蒂气味薄能止咳通心肺，是因为"补上治上制以缓，缓则气味薄"，适其所至。近年来，对中药引经作用不少人进行了深入的探讨，认为中药引经之作用可能在于调节有病脏腑经脉之功能活动，从而有利于药效之发挥。金银器同煎，历代医书记载不多，尤其现时已很少使用。但解放前之广东中医仍喜用之。农村的老太太都懂，小孩抽惊马上把金镯子、金环子，拿来煎汤加点灯芯，是镇静的。张伯熙医案就有鲜荷叶一方，金器一具煎汤代水熬药以治小儿湿温出现壮热如燔，头摇目眴、手足牵制无定、神烦不定等证候（见《上海中医药杂志》1962年第3期第31页）。传统配制紫雪丹要用100两金子熬汤以后用汤熬药。目前中药所含之微量元素作用的研究有所进展，也许不久可以揭示金银器同煎作为药引的作用实质的奥秘。我们大胆设想金银作为微量元素的添加剂可能增加了药物的微量元素含量，从而发挥其所含元素的性能和作用。

（3）善于总结诸药效验。程氏祖传五代幼科，自己业医数十年，而且很注重从临床效验中考察其药性功能，故在临床用药上积累了不少的经验，对一些常用药物形成了独特的见解。如书中屡次提到淡竹叶此味最去上焦风热，平良佳品；干地龙、全蝎梢用利水消肿最妙；木瓜清暑退湿热，冬瓜仁大止暑风；黄连能，"肥肠退热，不碍补脾止泻之功"；莪术、三棱"最消积食又不伤胃"，"去疳当用，海螵蛸此长行治疳之药"；等等，皆为潜心所得，经验之谈。兹略加举隅说明于后。

莪术、三棱，古时即有用治疳积之记载。据前贤论述莪术行气中之血，三棱善破血中之气，为"坚者削之"之谓。同时在攻积药中，又尚属平稳之品，与益气健脾药相伍，可保无损。诚如张锡纯之言，两药"性非猛烈，而建功甚速；若与参术芪诸药并用，大能开胃进食"（《医学衷中参西录》）；陈飞霞《幼幼集成》也有莪术、三棱治疳的记载；浙鄞董氏儿科治疳心法祖传经验也擅用三棱、莪术治疳证；现代认为莪术含芳香挥发油，能直接兴奋胃肠道，有很好的健胃作用，同时功能化淤消痞，止痛作用颇佳。程康圃认为"莪术最消积食又不伤胃""去疳当用"是有一定的临床依据的。

黄连一味，用于清热泻火，人所周知。然有初学者常常虑其苦寒太过，不敢贸然采用，尤其是体虚弱儿。程氏对于儿科脾虚泄泻疾患，认为黄连用之能肥肠退热，不碍补脾止泻之功。考黄连少量服用确有健胃作用，《名医别录》称其能"调胃厚肠"；王肯堂《六科准绳》三圣丸原方，用治心中嘈杂之症。其中就有川连五钱炒用一味。程氏儿科八证中喜用黄连，究其所因，缘"小儿热症用凉药泻心肝药，虽大凉无过寒之患，若泻肺脾胃之凉，虽热症亦当慎用，以其脾胃过寒凉，能脱元气也。脾为后天元气，虽有热泻宜慎之无过用也。又有胃则生，无胃则死，故泻胃亦宜慎用，中病则已也"。这是程氏治疗小儿热症的经验，也是他好用黄连的指导思想。黄连其寒凉用于清心肝有功；用于泻脾胃之凉则能肥肠退热，不碍脾胃，二者均无过寒之患，确为理想之药也。不过用量上似以轻用为宜。

（4）讲究药物炮制。中药加工炮制的好坏，往往直接影响临床的疗效。故历代医家尤为重视，方书中每每详述之。程氏之《儿科秘要》亦然。如书中提到："用石类必要煅过，出尽火气然后用之又要甘草以制其毒"等等。

试观程氏诸方，每每出示药物炮制之法，或入姜汁，或用土炒、米炒；或调乳汁，或入葱汁。初步统计，程氏方中药物有40%左右分别注有炒、煨、蒸、煅、去心、去皮、生切、蜜炙、生用、熟用、生熟并用、炒黑存性等多种炮制，如白术有土炒、饭蒸之分；白芍有酒芍、焦芍之用；黄芩有酒芩、炒芩之别等等。尚有川朴姜汁炒以止呕；归身用赤石脂炒以疗虚甚；苡仁炒用治白滞；地榆、阿胶炒黑治血滞等。举凡这些，说明程氏用药之精细，甚得炮制之妙。

医必精于药。程氏临床用药，讲究炮制，精工细作，为我们提供了用药讲究炮制的良好范例。当前，加强中药加工炮制的工作是提高中医中药疗效的重要因素之一。其临床意义主要有增加药物固有的性能，或改变其性味、升降、归经以适应临床用药的需要；可以减弱或消除药物的毒性和副作用以及达到矫臭、矫味作用，以保证用药的安全和易于服用；除去杂质和非药用部分，确保质量；便于制剂和贮藏。故我们必须在整理医家学术思想的同时，对于中药炮制也加以重视并进行深入的研究。

（四）程氏在儿科治疗学上的一些见解

1.抓住病因病机，从本论治

程氏认为，风热、急惊、慢惊均有身热之候，治疗上必须抓住根本，如"风热之症兼身热者，要疏风方能退热"；"急惊之症兼身热痰喘，必要去惊痰方能退热"；慢惊之症"泄甚身热者止泻为重热自退"。又如泄泻往往同时存在泻、渴、呕三种情况，三者互为因果，程氏认为"凡泄泻必作渴"，故"止泻渴自止"；"渴兼呕者止呕则渴止"。又如暑风虚证，"暑伤胃而吐，伤脾而泻，身热有汗有风口渴，此最驳杂难治。若不知病理，逐般症候据而治之则彼此相反矣，最为棘手。若欲用补脾暖胃之药止吐，泻更甚，用发表药以祛暑风则虚汗更甚，用止汗药则热郁越深，用止呕之药与渴、热相拗，似此为之奈何？"在这种虚实寒热错综复杂情况下，程氏善于抓住病因病机，从本论治，认为症候虽多，却总因暑伤脾胃之一大端。"盖暑伤脾胃，自然吐泻，吐泻自然口渴，伤暑风自然有汗，身有暑气自然发热。"因此，"治以补脾祛暑祛风各般症候混一而愈"。这是因为"补脾胃则吐泻止而不渴；祛暑则暑不犯脾胃，吐泻止而暑去。身亦凉矣；风伤卫，卫气疏不能护营血则有汗，经云伤风有汗故也。祛风则风不伤卫，补脾胃则腠理密而汗止矣"。于此可见程氏的临床思维包含着辨证统一的思想，也体现了中医"治病必求于本"的整体观念。

2.重视脾胃，顾护后天之本

程氏在书中反复强调："脾胃为元气之主，顾之至紧。""若泻肺脾胃之凉，虽热症亦当慎用，以其脾胃过寒凉能脱元气也。""有胃气能食为吉，不能食为凶"，认为小儿"独脾虚无风症急症为缓症，不必用猛药，宜用补脾和中药如六神散之类。久服自然见效，不必用苦寒，不必用温燥之药也。或以肥儿糕作果子饲之。""脾虚小儿当无病时最宜调理脾胃为要务也。"对于小儿暑风虚证，治常顾及脾胃，程氏自拟暑风虚症方，便是由四君、玉屏风散和香薷散三方加减而成。方中芪、参、术、苓、草、扁豆、姜枣以调理脾胃之药居多，配以冬瓜仁、木瓜平和甘淡之品，并加入暑天要药香薷一味，又以酒、芍制其浮散，君臣佐使，制方严谨，相因相制相挟相助，与李东垣之清暑益气汤，似有异曲同工之妙。

3.治则医话举隅

程氏执业数十载，学验俱丰，他把临床上独特的经验千锤百炼，而"一言以蔽之"，言简意赅，启迪后学。现举数则作例。

"泄泻必要利小便"，"去痰以下气为先"，"治干咳必用清润心肺之药"，治"湿症必用利水之药"等等。程氏还十分注意小儿的喂养问题，指出："失乳小儿有病由失乳而得者必有乳食方能医理不然仙丹难应。"另外，对儿科八证的治疗方面尚作如下一些补充："慢脾急症必要止泻为重，间有各般症候，不暇兼理，兼理则药味多杂，难取速效，然泻止各般症候亦渐减矣。""脾虚之症必以补为主，间有兼症亦兼理之，切勿舍补脾而不顾后，必生变脱元矣。""咳嗽之症要在肺经立意，余经次之"，"疳症要在疳症作用，不然用药不应"等等，皆为经验之谈。

4.对痢疾、疟疾等症的证治经验

程氏除详论儿科八证之外，举凡痢疾、疟疾、暑症的证候，此三症因大人也有，故不入前八证之内。其论颇详，从病名、病因、病机、症候到治法、方药、禁忌，层层深入，步步为营。其中不乏独到的体会和见解。如痢疾一证，有轻有重，重者噤口痢、时行毒痢，"其症候有黄、有红、有白，有二三色相兼"。程氏提出辨色以分之："黄色者，脾热传于大肠；白色者，肺热传于大肠；红色者，心热传于大肠。"主张以去湿积为要，次平肝木、次补脾土，反对利小便，因"小便利大肠则干涸故忌"。程氏特别指出："初起治要疏利，使邪不留滞，通因通用者此也；次要去湿热；次要行气止痛，次要平肝木，有毒要解毒，日久肚不痛肠滑者补"。这里也反映了程氏的治疗动态观，概括起来，不外乎一清一补两个方面。故程氏告诫要"乘时补泻得宜，看定虚实，发准药味清补兼行，使元气湿邪各无偏倚，用药方为高手"。

又如小儿疟疾一证，病名分类繁多，程氏一一详释正名，然后紧扣病因病机，"总属邪入少阳之界出与阳争，阳胜则热，入与阴争阴胜则寒，故阴阳交争则寒热往来，有期而作者。"治法主张"统和阴阳"平少阳肝胆之邪，补脾胃之气，去痰去湿为主，方药以小柴胡汤加川朴、草果、常山等为治疟总剂，"有热则退热，有虚则补虚，有食积则消食，有暑则消暑"，"气虚则补气，血虚则补血"。并设有外敷法和食疗方，治法尽之，不一而足。

（五）程氏有关医德的论述

历代医学家十分重视思想品德修养，把它看成是行医治病最重要的条件之一。不少医书对此作过精辟的论述，并且更重于在行医活动中来践行这些医德，成为我们学习的典范。程氏《儿科秘要》，也有不少有关医德的论述，概括起来有以下几点：

仁爱救人，赤诚济世的事业准则。程氏认为："业斯道者，虽为衣食之计，亦要存济世之心。""倘有症治则常存父母之心，务尽生平所学，必求病愈为念。"

不图钱财，清廉正直的道德品质。程氏在书中多次强调行医看病要"舍财重命""舍财重名"，提倡扶贫济困，"钱财不必计较"，"勿专图财利，不顾名功"等等。

虚心好学、刻苦钻研的治学精神。程氏曰："为医尤当勤学，莫问平生名利济与不济，只问自己学术精与不精"，惟常恐学问不足，务使守道有恒，日久功深学粹，自然水到渠成。""工自不负人。"对待同道程氏认为："凡属道友贤良愚妒不一，贤良者我则谦恭待之，以资学益。或论高于我者，则潜学之，或明以请教。或愚妒下于我者，勿以才智骄人以取怨谤。"

程氏还强调谦逊谨慎、至诚礼貌的个人修养。

历代医家崇高的医德思想，在浩如烟海的医学典籍中，有着丰富的内容，它是我国医药学伟大宝库的重要组成部分，也是中华民族灿烂文明历史的宝贵财富。我们继承和发扬医学遗产，也包括要注意全面地总结和继承历代医家优秀的医德思想和高尚的品质。故我们在整理程康圃《儿科秘要》之学术思想，同时对此也作了简要介绍，以冀我国医德之优良传统得以发扬。

儿 科 秘 要

（又名《小儿科家传秘录》）

清·程康圃辑

序

余少攻举子业，即好习岐黄书，窃叹瘰疬一门，向无善本，俟有暇时即欲著书以问世。至小儿一科，自北宋钱乙《药证直诀》出，厥后作者日增。然或博而寡要，或偏而失中，求其提纲挈领、执简驭繁者，绝少传本。近唯庄在田《遂生福幼编》颇著于世，第此系补偏救弊之书，且专为痘症、慢惊而设，其于治疗小儿之法，犹未备也。昨友人携来儿科一帙，盖程氏家藏秘本也，嘱余校订，将付梓以广其传。披阅一过，症候该以八门，治法约以六字，其理明而确，其词简而该，其论证立方，有条而不紊，宜伊家奉为鸿宝矣。但其中鲁鱼亥豕，讹错甚多，因为细加厘定，庶不失庐山真面。人能家置一编，素习是科者，固可参观而得其指归；即未习是科者，亦可按方以拯其疾苦。尤望乐善诸君，见无不传，传无不广，于以利济群生，同登寿域，则是编者，岂非赤子之金丹，儿科之圭臬也。书既成，因乐而为之序。

皆
光绪癸巳岁仲夏月南海罗崧骏芹生氏
题于羊城之思范轩

凡例

一、是编《程氏家藏秘本》，友人购而得之，醵金付梓，以广其传，为赤子立命，为儿科指迷，济世阴功，莫大于是。

二、编中证候该以八门，治法约以六字，诚为儿科捷径。即使遇有别证，再行参考他书，自无难随证施治矣。则是编者，固执简驭繁之法，亦由浅入深之机也。

三、是编原系抄本，其中讹错甚多，兹为细加厘定，庶免用者有误。至字句之间，多未修饰。昔人云：此等书，取其活人而已。故不当以文字求也。

四、此系时医家藏之本，故编中论及应酬趋避等法，因已缮正，未便删除，然观此亦阅历之一助也。

五、编中如惊风散、万灵丹等所载各方，原附卷末，剥蚀不可复辨矣，当斟酌补入，庶称完璧。

罗思范轩谨识

小儿科家传秘录

程康圃手辑　恒其德轩藏稿
后学樵西福幼氏手抄

幼科总论

　　夫小儿一科，诸书名曰哑科，以其有病不能自言，唯医者度其气候消息而决之，非善此道者不能辨也。然考诸书，前贤言论纷纷，诸家互有卓见，不能尽述。我家医传五代，世世相传，所获微名，皆承《秘要》。余幼读书，年才弱冠，即专业医门，唯凭祖训。今五十年来，所幸取信予人者，首以小儿之症。但日常自己留心记认，小儿之症，唯八症为多，其治法亦为六字而已。其余各症，则有一百问之多，但见无几何；即有见，亦无奇难，当求之于书，易得一定治法，毋庸赘述。兹举其八症六字治法而言之，是医之捷径，愿与同学者参看，若能融会其间，幼科思过半矣。愿后之学者览此，而青出于蓝，是余厚望焉。

释八症六字说

前云八症者何？一风热，二急惊风，三慢惊风，四慢脾风，五脾虚，六疳积，七燥火，八咳嗽是也。治法六字云何？平肝、补脾、泻心是也。盖小儿肝常有余，脾常不足，心火常炎，染病皆由此故。若知因而造其极，病无不愈。如风热之症，是肝属木主风，心属火主热。小儿初染外感之风，或内生之风，则肝木先着之。譬如天地有风，则树木先摇动之，故肝属木主风。心属火主惊，火性热，人有热则心火同气而相求，心必主之，故肝木心火相搏则成风热。治法平肝泻心，病自良愈。一、如急惊风之症，是肝风与心火相合。缘心主惊，肝主风，故二经相合便成惊风。治若平肝则风息，泻心则惊去，何惊风之不愈。二、如慢惊风之症，由急惊失治，则传入里，肝木克脾土。治若平肝、泻心，兼补脾土，何慢惊风之不愈。三、如慢脾风之症，由慢惊又失治，风热已传入脾，此比慢惊风之甚者。此时有惊，惊无可去；有风，风无可祛；唯要大平肝木，大补脾土，倘能止泻，即慢脾风亦可痊愈。四、如脾虚之症，是肝木乘而克之，其脾越困。治以平肝、补脾，自是正法，何脾虚之患乎。五、如疳积之症，是脾虚食入难化，因滞而成积，又肝木相克。肝主屈怒，肝气屈、脾气虚，故成疳症。

治若平肝则气舒，补脾则运化而无积滞，何痞积之有。六、如燥火之症，是心主火，火太旺而燥热生。小儿各经之热，即出瘾疹亦由心火起因。治若泻心，是泻君火之源，各经之热，何由而炽乎。七、如咳嗽之症，是肺受风热兼夹有痰。由心火克肺金，肝木旺反胜肺金而成咳；脾虚受湿，生痰壅肺而成嗽。若平肝木，使脾不受制，不虚而生痰；泻心火，使肺不受火克，何咳嗽之不安乎。八、此总八症而言之，皆不外乎平肝、泻心、补脾之大法。或平肝，或泻心，或补脾，或执一端而治，或兼二端而治，或总三端而治之。六字之大法，自有准绳，但能于八症中辨其手纹、脉息、外候，识其症据，断其确实，依其六字之法治之，应手而效。今将手纹、脉候、外症、诊法、决症、问症、用药、立方，分详各症，开列于后。

小儿手纹脉位图

以胸中膻中配位两寸，是后贤博考的。然以大肠配肺，小肠配心，候病亦准，以其相表里也。

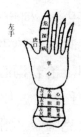
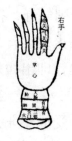

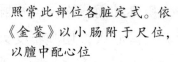

照常此部位各脏定式。依
《金鉴》以小肠附于尺位，
以膻中配心位

照常此部位各脏定式。依
《金鉴》以大肠附于尺位，
以胸中配肺位

此图是小儿手纹、脉候、部位定式。其主病之法，在各症条下；定例之法，在歌诀参看，又有各样手纹十余式，某式手纹主某病，在后图式参看。又左右手纹与左右部位脏腑脉息，参看决症。

小儿有病手纹浮，诸症因从表症求；

掌蛇形
主湿热疳积

弓反外形
主风痫惊痰

竹形
主风热、主痰

水字形
主惊风食积

透关射指形
主肝风克土，
惊风死形

弓反内形
主外感惊风

流球形
伤食脾虚

还珠形
主脾虚气滞，
食积太深

透关射甲形
主肝木水克
土，惊风重症

鱼骨形
主惊痰发热

人掌纹即开长
丫叉
主食伤、痰
积，自验

去蛇形
主食积深症

此纹开短丫叉
主惊大重，自验

连珠形
久重食积

大水字形，大
条生毛。此儿
太虚寒，元气
太弱，自验

枪形。来蛇纹
孪，此头大小直
些。主肝炎、热
生风

此连珠之类主
大惊风，肝木
太盛，自验

此纹杂多
主痞积太深，
脾土太虚

若系手纹沉处见，当寻里症此中由。

手纹青紫分风热歌

关纹见紫热为真，青紫为风古所云，
青紫若然难辨识，当看外候证求因。

各式手纹主病图，左右皆同此。十八图所主病，大约俱是异常罕见。即有见，亦不外乎惊风、食积、脾虚等故，亦只以六字法治之妥矣。

手纹十八图式如下：

已上之纹。不是有此症必有此纹，间或有之，恐医者不识，生疑难决，绘之以备，识别决症。

小儿面部属位

额属心火，心通窍于舌；下颏属肾水，肾通耳；左腮属肝木，肝通目；右腮属肺金，肺通鼻；鼻属脾土，脾通口；上唇属胃，两颐属胃；下唇属脾，上下眼泡属脾；眼头属心火，眼尾属相火，眼白属肺，眼黑珠属肝，眼瞳人属肾。

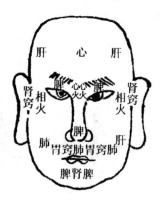

小儿面部八卦图

此图小儿生疮出痘，则讲究八卦，若病症则不必深求。此绘定亦以备一时之博考。

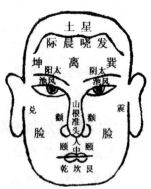

诊手纹法

凡看小儿，初见面时必先和颜温语慰悦一番，令其不畏生面之人，不啼哭，神色不乱，然后看症始真。先将自己左手执小儿之手，以自己右手拈儿食指，从甲抹下一看，待手纹现出，定眼分别，各般形症，由此而决。若见纹浮为风，为病在表；沉为里；紫为热；青为风；淡滞为虚；淡红为寒；模糊不现为虚、湿；开长丫为食为积，短丫为惊，此是一色手纹，主一病症。又有两色主两症，当相兼而看。如浮而紫则为风热，带开短丫为风热夹惊；如沉而紫则为里热，带开长丫为夹食。有一色手纹相兼则兼主一病，间有三色相兼、四色相兼者。总之，有是纹则有是病，自可类推。又有病初起手纹当在风关，次在气关，出至命关为病甚。亦有小儿禀赋虚弱，即无病时手纹亦常至命关，此又不在病例而言，但要看人之旺弱、病之新久浅深，兼测其外候而断之。如慢脾、慢惊、脾虚、泄泻、久病延缠，有此出至命关手纹，则危候也。又有十八般手纹，日逐少见，各主病因，另有图载。又两手纹相连两手脉，部位脏腑，有病浑同参看。如左手纹浮紫，为肝经风热，左手脉亦必浮数，亦为肝经风热；右手纹浮紫，为脾经风热，右手脉亦必浮数，亦为脾经风热。合而看之，各纹、各脉、主各病，自可类推，有两手脉部位图可考。又有小儿左右手纹非沉、非浮、非青、非紫、非开长短丫，不淡滞、不淡红、不模糊，又无十八图纹，脉亦平和，看外症又觉无病，唯是请尔诊看，谓其何病而可?则以肚泻或肚痛间作，或痢症，或夜热断之；如答云："不是"，则以脾虚受湿断之，必得其是，则以平淡补脾果子药付之。盖小儿脾常不足，南方人身常受湿，即无病小儿，服平淡补脾之药，亦常宜之，有益无损。手纹看完，更看脉法。

诊脉法

看完手纹，以心记其何症，复将自己左手，把住儿手，以自己右手大拇指一只，按儿脉门。如见脉数而有力，则儿素强，虽有虚候，不可过用补药；见脉迟而无力，则儿素弱，虽有实候，不可过用寒药。脉数一息八九至，脉迟一息五六至，与大人不同，小儿则加多两至看，盖以小儿纯阳之体，脉息常数故也。脉最要分明紧、数两般，差之则相反。盖紧为寒，数为热。昭昭有力应手为数，紊乱无力、应手左右弹指如牵绳状为紧，更看外症决之。如两手脉沉滑为痰食，浮滑为风痰，有力为实，无力为虚，数为热，迟为寒，缓为湿，大小不齐为滞。某脉主某病，有独见，有兼见；两手脉各有脏腑部位，按脉图参看，某部位见某脉，则主某脏某病，自可类推。但小儿病脉，必兼手纹同参，方为有准。能者自能，不庸余赘矣。诊完脉候，更看外症如何。

看外症秘要

手纹、脉候已明，在心紧记。又将自己一手按其额上，有无身热自然知之。次以一手指按儿口唇，看其何色：如深红而亮为风热；红而焦暗为实热；淡白为脾胃虚寒；淡黄为虚湿；黄淡暗色深为湿热；枯白如朽骨为脾绝死症。次看其鼻：有涕水为风热在肺；无涕为风热闭肺；鼻孔开张，有出气无入气，为肺绝，难治。次看眼：有清泪为风虚；有泪浆黄结为风湿热；直视或上视，为肝风发搐；眼白蓝为肝有风；眼睛暗无光彩为肾虚；眼白黄为湿热；眼白红为肺火；眼不转睛，常如鱼目，为肝风甚，死气难治。次看舌：白苔为风；黄苔不干为湿，黄苔而干为热；红苔为心火；黑苔而干为热甚，虚则无苔也；口内、舌尖津津涎流，为胃有寒湿。次看耳背：有纹现，妨其出痘疹；乱纹为凶，三条次之，两条又次之，一条轻症。风热症间亦有纹现者。次看头发：若如常，发肉色蓝，此儿必壮，平素无病；若稀疏带黄，儿必虚弱，或有盗汗自汗之症；疏密长短不等，若头毛生穗，为有积病也；

若发皆逆上，或直指向天，乳母必有胎，儿食孕乳，则为魃病，可速告其断乳；若无此故，儿发如此，则急死之症也。次看肚皮：光滑而厚者为儿壮；有青筋者次之；不光滑而薄者又次之；薄而有筋现者，儿最弱矣。又有皮薄筋露，气胀如鼓，叩如卜声者，气郁有积也。次看肾囊：结实短小为儿壮，为病亦轻；软大长垂者为儿弱，为病重；又有光亮如琉璃装水状者，膀胱气弱，受湿停水矣，治当补土利水。诸般看完，又须问症。

问症要诀

当先问其身热日重夜重？抑日夜一般？若风热，则日夜俱热；若虚热、内热，则日轻夜重；若外无风症，日夜俱热，此名壮热、实热也。又有潮热，有时而作，如潮涨之有期，亦是虚热；又有夜间虚汗而热，为心脾虚热；又有先冷后热者，有期而作为发冷、无期而作为寒热往来，俱邪热在少阳经也。又问其夜间睡着，手足有无跳动？如有，则有惊。又问小便长短、黄白。如短黄，为有热、有湿火；长白为无热。又有小便在地下即结为白浆者，为大湿热。如有泄泻，问其泻何色？如系泻青黄色，有水有渣，如浮萍状，此为风热；净泻黄水为湿热、内热；泻净白水为脾胃虚寒；泻白如糊、酸臭，为伤食。又有泻溏者：白溏为气分湿热；红溏为血分湿热；黄溏为脾经湿热。又问其有渴无渴？渴而饮冷者，为内实热；渴而饮热者，为内虚热，为风热传里。又有脾胃受湿，水停胸中，热蒸而作渴，当利水开胸，四苓散为圣药。又泄泻症，不拘寒热皆有渴，盖泄泻则津液下行，不上喉膈间。

诸症看完，问症亦定，自知某某症，某经受病，依症轻重安危，以言而忠告之，然后立方用药而治之，则百发百中，无难应效也。

其余一切杂言秘要，看症决断之法，详后秘验杂说。

分详八症。外候、脉息、病因、治法、方药、手纹。

论风热症治第一则

小儿风热之症。外候：常身热，唇色深红而亮，或鼻塞，或泻青黄色如浮萍状，或不泻。

[注释]此症由外感风邪，闭塞腠理，脏腑之热不得宣通，故身热；唇皮软薄，血影易现，内有风，故色亮；内有热，血亦有热，故色深红；风热闭塞肺气，故鼻不通；风由肝主，肝木色青，泻由脾致，脾土色黄，肝木旺克脾土，故泻青黄色；其或不泻者，脾土不受肝克，故未泻也。手纹浮紫，左手纹常浮于右手。左手纹主肝，肝风动故纹浮，浮为风在表也，紫色为热，故纹紫也。脉按之亦必浮数。脉浮为风，数为热；左手更甚，左手是肝脉，肝主风故也；心亦左手，心火热[故]数。风热症是心肝所主，故左手脉数。此是肝风心火相合而成。心属火，火性热也。治当平肝风，泻心火，症必平复。

当用此方治小儿风热者：

羌活疏表平肝风，一钱　防风祛风平肝，一钱　薄荷祛气分风，七分　苏叶祛气分风，一钱　蝉蜕疏表定惊，去心热，十只　木通泻心火，二钱　生栀去心肝火，二钱　甘草退热和表，七分　川地骨退身热，二钱　淡竹叶去上焦风热，凉心去惊、去痰，二钱

加灯芯一丸，生葱一条煎心火、疏表，常用配开万应丸。

一、风重热轻，则开惊风散。

二、热重风轻，则开玉露散。

三、伤食，开胃苓散。

四、有痰，开珠珀惊痰散。

汤药加减法，看急惊条下。

论急惊症治第二则 此症小儿常多

小儿急惊之症，即风热夹惊。上则风热症之外候已备见，加以睡中心常跳动，心有惊故跳动。手足常惕悸，心惊也。或两手握拳，或两手搐搦，或眼直视，或往上视，或咬牙、呵欠。手握为搐，放拳为搦。肝主筋，有风故两手筋络抽搐；眼开窍于肝，直视上视，皆肝风发塞；咬牙，亦肝风；抽筋、呵欠，是肝风搅动。或喉中痰鸣，如闻曳锯之声。风涌则痰升，此风痰也，在喉间停滞不散，故有此声。手纹浮紫，兼开短丫，或三五条不等。夹惊故手纹开丫。左手纹浮于右手，解见前风热论。脉按之浮滑而数。脉浮为风，滑为痰。此为肝风、心火相博而成。肝主风，心主惊，风涌痰逆，痰由惊来，故有上项之症候。失治不及，则肝风克脾，泄泻而成慢惊矣。治当平肝风，泻心火，镇惊、坠痰，而症早愈。

此方治小儿惊风初起者：

钩藤去肝风治抽搐，二钱　薄荷祛肝风退惊热，七分　甘草同薄荷相济，七分　柴胡平肝退热，二钱　淡竹叶去上焦风热，凉风去痰，二钱　川地骨退热惊风，二钱　木通去心火，二钱　连翘去心惊，退热，二钱　蝉蜕去惊，十只

加灯芯一丸，金银一件，镇惊、泻心火。开急惊散。

一、伤食加神曲，消谷食，钱半，山楂消肉食，钱半。麦芽消面食，钱半，开胃苓散。

二、有痰加杏仁钱半，胆南星一钱，陈皮一钱，热痰加瓜蒌霜二钱。

三、热重加川连一钱，羚羊二钱。

四、惊风重加全蝎一钱，钩藤用四、五钱，或再加僵蚕一钱，防风一钱。

五、泄泻青黄水，有渣，加利水药茯苓二钱，泽泻钱半，车前二钱，防风一钱，开万灵丹；或减柴胡、地骨，开胃苓散；或再加白芍二钱，开万应丸。

此症合下慢惊条下，参同医治。或急惊尾，慢惊头，左右之间，或合方选用，或择宜而用，在人灵变。

慢惊症治第三则

小儿慢惊之症，由急惊风失治，延至日久，传里而成。传里言病不在表，亦深重之意。亦有初起即成此症者，此内生风也。但急惊传慢惊者居多。外候急惊之症已具，加以手足冷，或发厥，或不发厥，吐泻不止，此肝风入内克脾之故。脾主四肢，脾气受克，不通四肢，故手足冷、四肢冷；不省人事为厥，脾受肝风故厥，厥为风重；胃受风则吐，脾受风则泻。常作呵欠肝风，唇色淡红而亮，唇属脾，脾虚受风，故唇淡红而亮。或泻黄带热，或泻白带寒屎汤，眼眶微陷，眼眶属脾，脾气不鼓故陷，眼深陷者危。眼白青蓝色，肝开窍于眼，青蓝为肝风。此症务止吐泻方为病退。有身热难治，无身热易治。如身发热，呕吐，手足冷，泻黄水，口干鼻燥，为难治。脾虚热盛，两下相拗。退热则碍于脾虚，补脾则碍于热盛，不能用猛剂止吐泻，故难治。一法唯用川连退热最宜，盖川连肥肠止泻，不犯泄泻而能退热。若身无热则能用猛剂补脾，故易治。外必发渴鼻干。风闭津液故鼻干；泄泻则津液下行于大肠，不上喉咙，故发渴。此症吐泻兼作者最为危候，须紧顾之。如净吐不泻、净泻不吐，症尚属缓。吐者胃气伤，泻者脾气伤，阴阳俱伤则症难治。气大喘者危，肝风犯胃，胃气欲散，故喘。干呕无物者危。干呕无物者死，胃气绝也。此症泻不止，眼眶深陷，气喘不定者死。肝克脾，肝风喘，故死。手纹必沉而青，右手纹必参差立乱。亦有两手纹作弓反内、外形，或开长短丫。弓反内者轻，弓反外者重；开短丫者轻，开长丫者重。纹青，风也；沉，传里也；参差立乱，内脏受风，血气错杂不和平也；弓形，肝风克土也；弓反内外，以及丫之长短，轻重各有顺逆也。脉必沉迟或沉紧无力。脉沉为邪在里，沉迟则为内虚，沉紧则为内寒。急惊则不吐泻，若有吐泻，不能自止，则以慢惊测之。又有急惊风热重或伤食，亦有吐泻，但风热吐泻则能自止，手足不冷，或泻黄。如伤食吐泻，吐则有宿物自其口出；或伤乳，有乳呕出；其泻屎必生糊，稀白而镜面有光，且酸臭；问其得症之初，必有食因；脉必沉滑有力。以此别之。

慢惊症，总是肝风入里，相克而成。治要平肝补脾为主，兼镇心定惊，亦心、肝、脾三经之症，六字之法，不出乎外。

当用此方治急惊传慢惊者：

饭术补脾，二钱　川朴和中止吐泻，七分　钩藤平肝风，二钱　防风逐肝风，一钱　白芍平肝、泻上中之水，二钱　甘草和中，七分　茯神定惊，二钱　茯苓补脾，二钱　薄荷退肝风惊热，七分　陈皮行气，七分

加金银煎，开万灵散、慢惊散。

一、呕吐，寒加藿香一钱，丁香五分，白叩五分。热加竹茹姜汁炒，二钱，川连姜汁炒，二钱。随宜择用。

二、泄泻甚，黄者加诃子肉煨熟，二钱，防党米炒，二钱。白者加玉叩霜一钱，枣仁炒，钱半。惟有身热泄泻，唯用川连能肥肠退热，不碍补脾止泄之功。

三、挟身热有火加川连姜汁炒，一钱，钗斛二钱，地龙钱半。

四、挟食加神曲炒，钱半，藿香七分，砂仁七分。

五、渴加干葛或寒加姜汁炒，钱半，或再加北味二分。

六、有汗加北芪米炒，二钱，防风本方用，钱半。

七、痰甚加天麻一钱，胆南星一钱，寒痰加白附子一钱，丁香五分，白叩七分。

八、风甚加僵蚕一钱，全蝎一钱，白芍、钩藤倍半用。

九、气喘加杏仁霜钱半，苏子钱半，或甚加沉香磨水冲药，约三分。

急惊散一，慢惊散二，万灵散三，胃苓散四，万应丸五。

此五色丸散，随宜择用。

此症或遇暑月而作，暑邪乘其脾虚而入之，或初起即挟暑症者，常常有之。外候身热，自汗出，呕吐，泄泻，口渴，神昏，必加去暑之药。余法照此条下择用，或与暑症条下同参。

挟暑加扁豆炒，三钱，暑汗加北芪二钱，暑风加香薷一钱，暑热加木瓜钱半、淡竹叶二钱，暑泻加冬瓜仁三钱，暑渴加干葛钱半、滑石二钱，暑湿加木瓜钱半、赤小豆一撮，暑邪寒热往来加柴胡二钱，用黄芩水煮干炒。

此慢惊风症，与上急惊风、与下慢脾风，乃三重症候，病气相连，须熟玩习。混一融会而活用之可也。

慢脾风论症治第四则

小儿慢脾风之症，由脾胃气虚，惊风之病气已传入脾。前急惊、慢惊之候已见，日延至坏，其儿不即死，今一味呕吐，泄泻白屎汤不止，手足常冷无温，闭目亡魂，唇色淡白，不饮食，不语。[注释]肝气犯脾胃，故作呕、泄泻；白为脾寒；手足常冷，脾气欲绝；闭目亡魂，风闭五脏；唇色淡白，脾胃虚寒；不饮食、不语，气将绝也。此症有惊，惊无可去；有风，风无可祛。脾气欲绝，治惊。风不应且不及，故云无可也。惟大补脾胃、涩肠止泻一法，即用真人参亦无不可。倘止泻，手足渐缓，人神渐复，可愈；不然，九死一生矣。须急治之，毋过半日。小儿症第一危急之候也。手纹斯时或隐或现，或有或无，最难凭验。五脏之气息已乱不如常。脉息沉浮有无不等。但脉微有而不乱，重按至底。迟而有力者为有望；若浮泛无力，脉息立乱，数到十余至，重按则无，此散脉，难望有生矣。又脉浮沉俱无，其人未死，试服药急救。药后脉微续者生，脉暴出全现者死。脉迟沉有底及微续者，元气尚藏也；脉浮泛及暴出者。元气尽泄也。此症汗出而濇，身温暖者为有望；汗出而滑，身冷，气长吁者无望，但大发重剂。挽回天之力，略尽人事而已。

当用此方治慢脾风重症平肝补脾重剂：

米党三钱　白术土炒，二钱　茯苓二钱　陈皮一钱　焦芍三钱　僵蚕姜汁炒，钱半　钩藤三钱　白附子钱半　炙草钱半

以上为异功散补脾首方，如伏龙肝煎。开至宝丹或万应丸，或慢惊散。

一、泄泻甚加玉叩霜钱半，或再加赤石脂五分，龙骨五分，阿胶炒黄珠，钱半。

二、呕吐甚加川朴姜汁炒，一钱，白叩七分，或再加丁香五分，藿香一钱。

三、寒甚加丁香五分，川附子钱半，玉桂二分，北味三分。

四、汗甚加北芪二钱，防风一钱，桂枝一钱，白芍二钱。

五、虚甚加北芪二钱，归身赤石脂炒，钱半。

六、止泻外治法：用胡椒、丁香、玉叩、赤石脂各等份研为末，入灰面、烧酒搓成团，作饼子如碗口大者三个煎熟，以一个贴肚脐上，两个分贴两脚肚上，以带束紧。此外治良法。

七、有汗外扑法：用麻黄根、龙骨、牡蛎共研末，以疏布或纱袋袋此末，有汗处扑下如敷粉状，良法。

此症因急惊传慢惊，复又传脾而致者。亦有小儿平素脾虚气弱，因风霜失调，身本习坏已久，一朝暴发，忽然而致者。但必由父母素日不慎，失于抚乳；大人饮食失节，小儿脾胃欠调；大人抛弃失抚，小儿心积虚惊；兼以父母房事恒多，乳母积有欲火虚风，虚风酿乳，小儿食之，一旦病发，轻则急、慢惊风，重则慢脾莫救，良可悲也。为人父母者，岂可不留意于是耶。须知小儿惊风之症，书云"内生风，外生风"之说，"外生风"为外感风邪之风，为病轻，为易治；"内生风"为酿乳相传之风，为饮食之风，为病重，为难治。此余数十年来触目惊心，屡察其由，留心保赤，谆谆告诫于后人也。

— 儿科秘要 —

脾虚论治第五则

小儿脾虚之症，外候神昏目暗，[注释]气养神，脾气弱故神昏。面色黄白，脾属土，土色黄，脾虚故面白而黄。头发疏黄，唇色淡白，唇属脾，脾虚故唇白，受湿带黄。好啼哭，恋母，不自嬉耍，无精神，不能自持。身体倦怠，欲依人，以自安故也。脾气虚，精神弱，身无挨依则神不能支持。有病因伤食，脾气弱，不能克化水谷，故欲食易下。伤湿，脾土虚，湿易染。或吐胃虚，或泻脾虚，或潮热，或蒸热，脾虚生内热，或盗汗，睡着而出者。气不归藏，泄于外也。自汗。醒时无故而出者。脾主腠理，脾虚，腠理疏，不能护卫营血，故汗见出也。或因肝风、心火而成慢惊、慢脾症。肝克脾，解见前。或因食积、肝气克郁而成疳症。或湿郁而成痢疾。凡痢疾由脾土先受湿热之故。或发冷伤暑，脾土虚，暑邪易入。或湿痰，痰由湿生，脾虚受湿故生痰也。或生水肿。脾主肌肉，肌肉受湿故肿。种种病端，皆由脾虚而得。故脾虚小儿，当无病时，最宜调理脾胃为要务也。手纹必沉淡而生毛，长出至气命二关。若开长丫则挟食；开短丫则挟惊；如鱼骨形则水泻；水字形、弓反内外形，其余十八般手纹，间亦有之；或纹沉紫为内热，沉而淡红为寒。脉息左手略大于右手，是脉脏相克也。

69

左寸心克右寸肺，左关肝克右关脾之类，脉图可考。若只脾虚，脉息迟而无力，有挟沉滑为痰，沉紧为内寒，沉数为内热。此症常受肝克，治之必兼平肝而后补脾。

当用此方补脾有兼证则看加法：

米党三钱　饭术二钱　茯苓二钱　炙草钱半　淮山炒，三钱　扁豆炒，三钱　陈皮一钱　山楂钱半　神曲钱半　白芍钱半

以上为六神散。净水煎服，开胃苓散，或随症用引：

一、伤食加神曲、山楂倍半用，食甚加川朴一钱。

二、伤湿加苡仁炒，三钱，猪苓钱半，玉竹二钱。

三、呕吐，寒加藿香七分，热加竹茹钱半，钗斛二钱，照慢惊条下亦可。

四、泄泻加诃子肉二钱，泻白潺加苡仁炒，三钱，泻黄潺加地龙钱半，泻红潺加赤小豆一撮，泻青血加阿胶炒黑，二钱，地榆炒黑，钱半，泻甚加龙骨五分，赤石脂五分，为末，冲下。或用慢脾风贴脐法。或用敷脐法：用赤石脂、五倍共为末，口水开，糊肚脐。

五、潮热加柴胡钱半，钗斛二钱，或再加地龙一钱，青蒿二钱，淡竹二钱。

六、蒸热加青蒿二钱，秦艽一钱，地骨钱半，鳖甲三钱，重加胡黄连一钱。

七、自、盗汗加黄芪一钱，浮小麦钱半，北味三分。

八、食积加莪术钱半，杏仁钱半，三棱钱半。

九、痰加半夏一钱，胆南星一钱。

十、水肿，上部加川朴一钱，葶苈二钱，桑白钱半，大腹皮钱半；下部加赤小豆一撮，木瓜钱半，加皮二钱，防己钱半，草果一钱。

十一、痢疾、发冷、伤署，同后三症验录参看。

疳症论治第六则

小儿疳症，虽有五疳之名：脾气疳、肝疳、食积疳、无辜疳、猴子疳为五疳。名异治同，不必深究，总不外乎脾虚食滞、肝火气郁二大端。间有五经之症兼见，则用兼症之药。如见面色黄瘦脾土本色，肚大青筋脾气积滞，食多不化，常泄尿潺、屎糊脾虚，或食倍于常而不生肌肉，此脾经症也解见后。善怒、善哭，腹痛木克土，咬指，或眼起白膜，面青筋露。此肝经之症也。目开孔于肝，肝气郁。肝主筋。夜多烦躁惊扰心主惊。头上生小疮疖心属火，主生疮疖。此为惊疳，乃心经症也。咳嗽气喘肺主喘，鼻孔生疮，肺通鼻，肺火郁。或以指挖鼻孔肺有积气，善悲泣无声肺主悲泣，皮聚毛落肺主皮毛，此肺经症也。囟门坑陷囟乃肾苗，大凹而动肾气弱，目无光彩肾气不充，骨软迟行，肾主骨，虚故耳。此先肾虚，乘疳而现症也。外候总属脾虚肝郁之故，见肝脾之症为多。常见面黄肌瘦，脾主肌肉，脾弱故瘦，脾土色黄。唇暗而黄白，唇属脾，暗而黄白，脾气不充也。头毛生穗，发者血之余，血滞成积，不能荣养所余。常咬指头，指头属肝，肝有郁气，故懊恼而啮指头。肚皮胀薄，青筋绕露，肚皮胀薄，脾气郁，青筋绕露，肝木克土。胃口不开有积滞，亦有嗜食过多，不知饥饱，食后溏泄，不长肌肉，愈食愈瘦。食凭胃气，运化凭脾气。此是胃有湿热薰蒸，故能食，脾气虚不能化；非胃气能食，故不生肌肉且溏泄也。即以胃口不开论治，当补脾气，清胃浮火、肝经湿热郁。此症总属脾气虚、肝气郁而成，亦平肝补脾之法。但问某经现症，则加某经之药。手纹浮现而长，或开长丫，或三五条不等，或乱纹，或节有节无，或散大生毛，色必青淡。纹浮现即为虚，长丫有食积，三五条为热积，乱纹为虚积，节有节无为积滞，散大生毛为虚湿，色青淡为风虚。两手脉必沉弦，肝，属在内。或沉迟内虚寒，或沉数内湿热，或迟数，大小参差不齐内有积滞。以上脉症，皆肝郁脾虚，治须平肝、补脾、去积。

当用此方治小儿疳积各经各有加法：

饭术补脾，二钱　莪术开胃化食积，二钱　茯苓助脾去湿，

二钱　防党补气，二钱　炙草和中，一钱　神曲消米食，二钱
山楂消肉食，二钱　麦芽消面食，钱半　酒芍平肝，钱半　川金
开郁，钱半　柴胡疏肝，钱半

净水煎。开疳积散或失笑散。

一、疳热加秦艽、钗斛，重加芦荟、胡连。

二、有骨蒸加青蒿、鳖甲、乌梅。

三、有虫加君子、雷丸、鹤虱、榧子、芜荑、
川楝。

四、心积加川连、枳实、雄黄、朱砂。

五、肝积加三棱、文蛤。

六、脾积加槟榔、川朴。

七、肺积加紫菀、杏仁

八、肾积加远志、砂仁、人中白。

九、积深，不论各经，加干漆、阿魏入末，研匀。

十、疳积上眼，则依法用汤药开疳眼散，更参药
性治眼者。

论小儿燥火第七则

小儿燥火之症，外候面目红赤，重则带暗或面垢，
或唇色深红，口鼻干涸，眼屎黄结，身热燎人，大渴

引饮，夜间热增，时发谵语，或冷热往来大作。面目唇色深红，其热可知；火甚，故色枯暗；口鼻通气出入，内有火，故干润；身热大渴，亦内热蒸逼津液；火伏内，故夜热甚；心伏火，故谵语；热极生风，故寒热大作，或身有瘟点，热聚血分 此阳症似阳，易识易治。若冷热时作时止，手足时冷时热，食入即吐，神昏目闭，形如醉人，唤之则醒，不唤勿动，唯唇红舌干，或小便短赤，大便溏黄，此症寒热难决，若识者易辨，仍是热症。冷热时作，手足冷热，此伏热在内，不能宜通也；食入即吐，胃火内冲，不能下食，故即吐；神昏目闭，火乱神明也；唤之则醒，心有惊热，热闭心神也；唇红，胃属唇，故红：舌为心苗，心伏火，故干；心与小肠相表里，故小便短赤；大便黄，胃有伏热伤于脾，故溏而色黄也。此阳症似阴矣。亦有阴症似阳之说，小儿之症，余未见也。阴症有热似阳者，当在慢惊参治。小儿纯阳之体，故阴症似阳者少。缘小儿纯阳之体，生属火脏，日食燥热之物，积久而成热。热则是火，火生在心，肝木着之如烧薪焉；或染时行之气，外邪引内热亦有之，同一治法，如天行痘疹瘟麻之类。当用后方。两手纹必粗大而紫，甚现，易见。火热之气猛盛而出也，此即阳症似阳。纹紫为热，现即是浮极。浮为阳、为表。或手纹隐约而沉紫，或纹见一截一截模糊。此即伏热阳症似阴。沉伏为阴为里。必参手脉：两手浮沉俱有力而滑数，滑数有力，热也。左手甚于右手为重，右手甚于左手为轻。言相克、不相克也。解见前，并脉图可考。

当用此方治小儿燥火总剂各经加味治之：

川连_心，钱半　知母_肺，三钱　黄芩_脾钱半　元参_肾，三钱　龙胆_肝，三钱　甘草_{和中}，一钱　木通_{引火下出}，二钱　犀角_{统治五经}，钱半

加灯芯煎，开玉露散或保婴丹。

一、谵语舌干，心火多，加生枝、连翘、淡竹叶。

二、鼻干、干咳、肺火多，加桑白、地骨、桔梗。

三、眼赤、胁痛、肝火多，加羚羊、川连倍半用，川枳。

四、唇焦、肚结，脾火多，加大黄、枳实、朴硝。

五、耳鸣、腰痛，肾火多，加黄柏、丹皮、泽泻。

六、有痰加贝母、花粉、瓜蒌。

七、食入即吐，加钗斛、竹茹。

八、有渴加麦冬、干葛、花粉。

九、冷热加柴胡。

十、有瘰疹加生地、犀角_{倍半用}，丹皮、赤芍。

十一、挟食加神曲谷，山楂_肉，麦芽面。

十二、小便短加猪苓、生枝仁。

十三、口臭、口干，胃火多，加石膏、薄荷。

各经火症同后官方加减亦可。

论咳嗽症治第八则

夫咳嗽之症，有声无痰谓之咳，火烁肺经也，有痰无声谓之嗽，气动脾胃之湿也；有痰有声谓之咳嗽，是痰与火气动而作也。外候有痰有嗽，自然知之，不待审问也；有的甚至气喘痰鸣，似乎危殆者。但由咳而致喘者，因肺受痰火而然，病虽喘，亦无碍；不比肝风挟惊、泻而喘，因肝木克脾气、气欲脱而喘者，则危候也。此症有肺受风热而重，外候必兼风热证据；或鼻水淋漓，眼有泪浆，风在肺，肺通鼻，故有鼻水淋漓；肺风挟肺热逼肝木，故眼有泪浆。咳则其声似重，连咳数声而痰始出。肺主声音，声重者，痰风闭肺也；连咳数声而后出，亦风痰闭滞也。或有抽搐发厥，亦风痰上涌，痰水寒心窍，故神乱而人事迷闷如厥矣，非独肝风惊痫方有也，治亦下痰疏肺而后可。常有是症，须记。此风热之咳也。有燥火烁肺而致者，外候干咳无痰，或身热鼻干，干咳，肺热；鼻通肺，故干。或自汗，此非脾虚之谓，乃肺之皮毛。肺有郁热，发于皮毛，皮毛气热泄出，故有汗。治宜疏肺清热，汗自止矣。或声音不亮，甚则失音，肺主声，肺气受火克之，故有失声等症。此为燥火之咳。有因惊痰而咳者，外候有惊风症现，同参急惊条治之，加治惊药。有因食痰而咳者，外候必有呕吐，或泻屎糊，加伤食药。有因乳痰而咳者，此咳俗名吼症，外候气粗痰鸣，夜间身热，惊惕，气喘，日则平复如常，父母不着意省治，或成肺疳，骨立肉削，或成慢惊。此症当小儿出世百日而出者，名百晬嗽，最重，有半岁而出，九个月而出者，或一年而出，或二三年而出不等，总之小儿当变蒸时则有此症。又有乳母复有胎，小儿食胎乳而致者，此名魃病。外候头发逆上，或参差立乱，善哭恋母。此无病因而成，略类脾虚疳积之症。吼症、魃病二候，总因乳母本身有痰，或食腻滞生痰之物，致酿乳儿食为患。当断乳者，可戒其断乳；又忌咸味，食必戒咸。治以去痰为主方见后。手纹右手必浮于左手，病儿若见此纹，有咳无疑，右手纹主肺故也，纹浮紫为风热，沉紫为燥热，开短丫为惊痰，长丫为食痰。如系吼症，则开短丫立乱太多矣。魃病则照脾虚疳积手纹而断。两手脉浮沉皆滑，浮滑为风痰，沉滑为燥火痰、食痰、乳痰。更看有力无力，以分虚实。若咳嗽气喘，两手脉大，数至十余至者危。凡咳嗽，总因内先有痰，更遇肝木盛、生心火，心火相克肺金，而成咳嗽。治须平肝、泻心，兼理肺虚，兼理脾以生肺气，要在心、肝、脾、肺四经，风、火、痰而作用。当用《内经》云：五脏六腑皆令人咳，然咳不离于肺。在心肝而作用者，经云隔一隔二之治法也；理脾亦隔一而言，补土生金之意云。

此方治小儿咳嗽：

前胡_{疏肺}，一钱 桔梗_{清肺}，钱半 桑白_{清肺湿热}，二钱 生枝_{泻心补脾}，钱半 木通_{泻心火下行}，二钱 地骨_{清肺伏火}，二钱 款冬_{下气清热去痰}，二钱 甘草_{同桔梗治肺}，一钱 薄荷_{疏风清热}，七分

加莲叶蒂煎，开珠珀惊痰散。

一、挟风热加防风、淡竹叶。

二、挟燥火加羚羊、川连、麦冬、天冬。

三、挟食加杏仁、神曲、山楂。

四、挟惊加款冬_{倍用}，生紫菀、淡竹叶，开急惊散。咳重于惊，以咳为主，以此参治；惊重于咳，以惊为主，以急惊条下参治。

五、风痰加胆南星，热痰川贝母，寒痰半夏曲。

六、痰喘加苏子、莱菔子、瓜霜、葶苈一、气喘加白前、杏霜、麻黄。

七、乳痰吼症加钩藤、款冬倍用，生紫菀。

有风有惊，在急惊、风热等门参看。如吼痰胶固太甚，加茯苓、福花入汤药，或加地猪子。_{俗名肥猪，人家甕底、桶底贴地移开，指捉，身蓝无骨，如半边豆样者是，约十只。}入珠珀散，内枯硼为要药，不可缺少，大去乳痰口胶。

八、热喘加杷叶、白果、酒芩。

九、日久咳，寒痰在脾，慢惊条下兼看。

总论八证

一、以下八般症候，小儿日常有病不外乎此。间有别症，亦古板之症，当求古书一定治法，予不能赘录。惟向日常所多见而治法与人不同，自己试验者，录而存之，今分详八则，证、方并授。但能熟习、混活通融，首中尾皆相应，则有数十症候，深意无穷矣。如每则条下，俱有某症加用某药之说，则一条之加是一症候矣；八则方论后，皆有数条加法，则是共有数十症候矣。

二、八则症论，不过分详以取条晰易看，间有两则同见、三则同见者，宜兼同参治。如小儿现系疳症，又病惊风者，是两则同见，当以疳症、惊风两则同参看；如脾虚又病风热、又病咳嗽者，是三则同见，当以脾虚、风热、咳嗽三则同参看。余可类推。

三、八则条下俱有"兼病某，加某药"之说，是本病惯常所兼见者，故分录各则方后；间或异常兼见亦有之。假如风热兼咳嗽，是惯常兼见者；如脾虚兼咳嗽，则此脾虚条下未有录兼咳嗽之条，以不常见也；间有之，当合同参治。余可类推，方为混活通融、首尾相应也，总之，有是症，则参是说而治之，斯得之矣。

四、各症俱立有方，不过定为程式，使学者有所迹凭；但未免执板，不能广活。还须在药性中深考，能自立方，然后方法无穷，青出于蓝，乃余厚望。

五、各症条下，则立一方，此方底耳。药味未齐，必照此方后加法加入方底内，然后药味始齐。言八证方底，刊板要用，故立方底子，以待照法加入，药味更齐。

各症官方，惯常用，屡验。

导赤散 凉心惊，泻心、小肠之火。心有热，小便短赤。常借用掺入自己方中。

生地 木通 甘草梢 淡竹叶 灯芯 分两轻重参用

泻青丸 治肝经实热

山枝 锦黄 龙胆草 川芎 归尾 羌活 防风 分两随宜

泻黄丸 泻脾经湿热、风热

防风 藿香 山枝 石膏 甘草 分两随意

泻白丸 治肺热

桑白 甘草 地骨皮 粳米 分两自参

六味丸 治小儿肾虚诸症

熟地八钱　淮山四钱　白茯三钱　丹皮三钱　泽泻三钱
山萸四钱

分两歌：地八山山四，丹苓泽用三。

四君子汤治脾虚诸症。气味中和，有君子之风，故名。

防党　白术　茯苓　炙草分两参宜

加陈皮名异功散；再加半夏名六君汤；本方加淮
山、扁豆名六神散。

四苓汤治诸湿症

白术　猪苓　赤茯　泽泻分两随宜

加桂名五苓散。

小柴胡汤凡寒热往来之症必用

柴胡　黄芩　半夏　甘草　防党

加姜、枣煎，分两随宜。

生脉散治虚渴常用

米党　麦冬　北味少用　分两参用

保和丸治食积

神曲　山楂　茯苓　半夏　陈皮　连翘　莱菔子分两
随意。

或加麦芽、白术，名大安丸，补泻兼行。

宣风搜热散治小儿各经之热积，大便不通，不敢大泻，恐
伤元气，用此稳当，胜用大黄、承气诸剂，悉验。

生牵牛五钱，同下　熟牵牛五钱，二味要心，不要研剩药

尾。另取末，合研。 **防风**四钱，**陈皮**四钱 去白 **尖槟**四钱 **元明粉**三钱。

共为细末，每服一钱，至钱半而止。服时称定，放碗内，入生蜜糖一二匙，摇匀，冲滚水落碗，摇匀和服。此方朱丹溪用治痘症，余加元明粉，借用治热闭甚效。

加味冰硼散治小儿口内诸症。凡口烂不能吮乳，或唇烂，重舌，木舌，重腭，喉内百毒噎塞，妨碍饮食，用此扫尽津液，半日即愈，功最速。治各症看后加味。

上梅片三分 **枯硼**五分

共为细末。口舌内糜烂、白屑疼痛。用此干搽入口内，一时辰即好，即能吮乳。

六、唇烂，加入中白五分，石膏五分，外搽，用乳汁开。

七、重舌、重腭、术舌，加蒲黄五分，雄黄二分，朱砂二分，生蜜糖搽。

八、喉内百般怪症，紧急者，加朴硝五分，山豆根末五分，雄黄二分，青黛二分，乌梅肉三分，牛黄五分，珍珠五分，白矾五分，中白五分，川连末五分。

以红纸卷筒，吹入喉内即好，如火热毒急症，加地猪二三十只研入，吹之立效，甚好。

玉屏风散治虚汗

北芪 白术 防风少用，分两随宜

以上官方，或参入自己方中，或独用，或加一味用。取一古方，自己用药，秘验杂说。

八症论治用药

症论立方八则，今用药杂说，以取条晰易观。

一、小儿风热之症

常用钩藤平淡、薄荷凉散，要润则用防风、玉竹。风中润剂，但力缓。如欲猛速，则用羌活、独活、川芎、北辛、白芷。后三味不可轻用，宜戒，缘其气不平良也。

平常惯用：退热则用柴胡、地骨，此二味略犯泻，或舍之。淡竹此味最去上焦风热，平凉佳品。大退身热必用石膏最去壮热，干葛解肌，重热则用川连兼能肥肠、羚羊兼能祛风。疏风药散常用万灵丹，重用万应丸、抱龙丸。退热则用玉露散大去壮热实热、保婴丹身热重者用之、甘泉散有身热兼湿者用，如系暑症身热，必用。

二、小儿急惊风缘风热兼急惊，风热照上用药，唯要

凉惊。

凉惊常用木通、淡竹叶、灯芯、连翘，重则用川连、生枝、龙胆、羚羊、朱砂。寻常去惊惯用蝉蜕、金银、灯芯、干地龙。治抽搐必用钩藤，次用防风、薄荷；大抽搐必用全蝎<small>用尾更猛</small>、僵蚕、酒芍。

丸散：大凉惊用保婴丹，次用甘泉散；大治惊风用急惊散、抱龙丸、万灵丹。

三、小儿慢惊风<small>风热惊三般药，用上则同参，唯理呕泻用后药。</small>

身热、脉有力为热呕，用栀子仁<small>姜汁炒</small>、竹茹<small>姜汁炒</small>、川朴<small>姜汁炒</small>、川连<small>姜汁炒</small>、川枳<small>麦皮炒</small>、钗斛、藿香<small>急用叶，力猛；缓用梗，力慢</small>。随宜择用。

寒呕为重，用川朴、藿叶、砂仁，甚则丁香、白蔻。

止呕必用和中药炙草、姜、枣。

泻黄水，止泻用茯苓、泽泻。止泻必要利小便，因水向大肠而出则泻，利小便则大肠水止。不止，必涩肠，用诃子肉<small>煨熟</small>、粟壳<small>蜜炙</small>。泻白，用赤石脂、龙骨、禹粮石<small>入末用</small>、干葛。<small>姜汁微炒。升清气，兼引津液上行而止泻。凡止泻、渴，俱用。</small>不止到底加玉叩霜，用贴脐法。

止渴药，不拘寒热，必要用平肝药白芍。或酒炒，或炒黑，随宜。

肝气猛而受寒，加桂枝、白芍、炙草。木得桂而枯。

散：用慢惊散为最止泻。因脾虚必以补脾药为底子。扁豆、淮山、白术土炒、饭蒸。

四、小儿慢脾风

以止泻为最要。止泻之法：大补元气，温中祛寒，涩肠利水。补气当用米党、白术焦炒、炙草、枣仁祛寒、附子、北味。用热妨太燥猛，用北味敛而和之。甘草、白芍二味亦用。

平肝重用僵蚕、全蝎、蜈蚣、桂枝、芍药、木香。助脾气用北芪米炒、防党少许。

止虚汗寒用桂枝、芍药、甘草。三味皆能实表。

散：用至宝丹，能止泻。丸止泻必兼用散，以散结能缩内脏之水也。

五、小儿脾虚

补脾药以四君子为主。如脾虚泄泻，用药不效，须兼提气之药。书云：浊气在下，则生飧泄。故提清气上行，变法矣。当用干葛、柴胡、升麻等类。

1.去脾虚身热，当用钗斛大退脾经虚热，且清元气，最要用白芍_{敛气归阴}、银胡_{不发表}、青蒿_{大退虚热及骨蒸}、鳖甲、_{引药入骨，且又平肝}、地骨_{退骨蒸正药}。

或虚热甚，用秦艽、胡连；或有虚汗虚热，用乌梅三个一敛即退热。

独脾虚，无风症、急症，为缓症，不必用猛药，宜用补脾中和药，如六神散之类，久服自然见效，不必用苦寒，不必用温燥之药也，或以肥儿糕作果子饲之。

2.小儿伤食，用消食之药不应，缘饮食大伤脾胃而成积滞之过。当用莪术_{最消积食，又不伤胃也}、谷芽_{消食生胃气}，川朴_{破滞}、杏仁、槟榔，兼用白术等，补消兼行。或小儿伤食，_{脾不虚，欲其速效，微泻之}，用宣风散。凡伤食，不是伤肉食者，山楂宜少用，缘其消胃气，且解参、芪、术之力也。

3.小儿脾虚，间有食肥腻寒滞之物，内生风痰，食酿胸膈，膈上痰水潮心，则目闭，痰鸣，手足冷，不省人事，如惊风发厥状。若不知此，误服惊风药，不独不效，且生燥热之患。宜用四君子汤加川朴、尖槟、砂仁、莪术、半夏、枳壳等，即醒矣，最妙。或开万应丸、胃苓散_{凡消食药，丸散用此二方最稳}。

六、小儿疳症

大抵由脾虚肝郁而成。补脾之药，不再赘述；去疳当用莪术、三棱、尖槟、山楂、枯硼、元明粉、杏仁、使君、神曲、海螵蛸此长行治疳之药。

顽积用干漆、芜荑、文蛤、白矾俱猛药。

虫积则用川楝子、君子、榧子、仙子、胡连、鹤虱、雷丸、乌梅、杏仁、芦荟、百部。

肝脾二经之积，用前长行之药，间有肺、心、肾之积，加后药：

1.肺疳，加紫菀、杏仁；

2.心疳，加远志、川连、枳实；

3.肾疳，加远志、砂仁。

4.疳症身热，用龙胆草、芦荟、秦艽、鳖甲、胡连，余用惯常退热之药。

丸散：择用开积散，或转笑散，或胃苓散。

小儿脾虚肿胀、腹胀，则用尖槟此味破滞最好，若胃脘、心窝有痰水，非此开导药不能到、川朴、郁李仁、大腹皮。

5.寒加用草果气力雄猛，用以达中最速。

6.热加用枳实、川连胸滞痞气，非此不达、莱菔子炒用。

手足肿用利水气：葶苈、防己、郁李仁、川加皮、木瓜、干地龙，用利水消肿，炒。如有补土药以克水，则肿自消。

平肝以补脾，当用：白芍、木瓜、川枳壳、全蝎梢此味平肝消肿，炒。

七、小儿燥火

为热症。治当泻心，次清胃，次清脾，次清肝。肾无几何要泻热也。但小儿热症用凉药，泻心肝药虽大凉，无过寒之患；若泻肺、脾、胃之凉，虽热症亦当慎用，以其脾胃过寒凉能脱元气也。脾为后天元气，故虽有热宜泻，宜慎之，无过用也。又"有胃则生，无胃则死"，故泻胃亦宜慎用，中病则已也。

治热渴，用干葛、花粉、麦冬系兼带凉润之味。

泻心用：川连、生枝、淡竹叶、连翘、麦冬。

泻肝用：川连、龙胆、丹皮、黑栀、羚羊。

泻肺用：桑白、杷叶、花粉、款冬、天冬。

泻胃用：知母、石膏、茅根、人中白、人中黄。

泻脾用：大黄、朴硝、黄芩。

泻肾用：六味丸，或用元参、丹皮、泽泻、黄柏。

八、小儿咳嗽之症

要首先在肺经用意，次在心经、在胃经。理热痰在肺，理食痰在脾胃，寒亦在胃。

干咳为燥火，清润在肺，用天冬、麦冬、百合、玉竹、瓜霜以上皆润药。夹去惊热用杷叶此味最治热咳、款冬、紫菀、桑白治肺湿、苡仁、福花、葶苈、防己。

痰嗽必气喘，夹用前胡、杏霜、瓜霜、花粉以上去痰热、苏子、川枳、莱菔子、葶苈肺气喘，不能卧，此味最妙。以上治气痰。半夏、胆南星、川朴、尖槟、大腹皮、神曲、山楂、麦芽以上治脾胃湿食之痰。

治热咳，以泻心火之药佐之。心属火，泻之免克肺金也。

治寒嗽寒痰，用温胃之药即温肺，当用：白蔻肺经主药，兼温胃、白附子寒痰主药，余温胃去痰之味见前。

丸散：有痰必用珠珀惊痰散开药，其余各项丸散任参用。以上零用。

自己信验之药，心紧记之，又须记症、作用。

言症论治

一、风热之症，兼身热者，要疏风方能退热。勿净用凉药，以冰滞风邪也。

二、急惊之症，兼身热痰喘，必要去惊疾方能退热。

三、慢惊之症，必要止吐泻方为病退。泄甚身热者，止泻为重，热自退也。

四、凡泄泻，必上作渴，止泻渴自止；渴兼呕者，止呕则渴止。

五、泄泻必要利小便，又要兼平肝木，又要涩肠。

六、慢脾急症，必要止泻为重。间有各般症候，不暇兼理，兼理则药味多杂，难能速效。然泻止，各般症亦渐减矣。

七、脾虚之症，必以补为主，间有兼症，亦兼理之。切勿舍补脾而不顾，后必生变脱元矣。

八、失乳小儿有病，由失乳而得者，必有乳食方能医理，不然仙丹难应。

九、疳症，要在疳症作用，不然用药不应。

十、燥火之症，夜热则向左手着意_{心肝肾}，日热则在右手着意_{肺胃脾}。

十一、咳嗽之症，要在肺经立意，余经次之。去痰以下气为先。

十二、治干咳必用清润心肺之药。

十三、治湿症必用利水之药。

十四、用补脾，必兼行滞之药，不然，反滞而伤药食。

十五、用药防其太猛，则用甘草和缓之。

十六、用石类必要煅过，出尽火气，然后用之。又要甘草以制其毒，不然，小便不通。

十七、症夹伤食，必要消食然后见效；不然，食阻无功

十八、用药引，如灯芯引热下行，去惊、去心火、生姜发散通阳，风重用此、生葱风轻用此、金银镇惊、伏龙肝引药入脾胃、莲叶蒂止咳，通心肺、枣和中，同姜止吧、白米和胃止渴等类，必告其知，加入煎药，因药铺执无此味，遗忘则作用不齐或不应效。

十九、立方不可多用药味，以十二味为率，多则杂，不应。若不得已，多至十四味可止矣。

二十、随症用汤药、开丸散，可令其分二次服，方能服透。务要其多食，免至药少不效。

二十一、小儿食药怕苦，大人见其难食，食药必少，少则不应。有苦味者，可避用则避之；不得已然后可用。

二十二、药味坚硬、难味者，要先煎，如羚羊、鳖甲、犀角、石膏之类。不耐煎者，要后下，如薄荷、木香、玉桂之类。煎药带滚斟出，其味全。

二十三、小儿有病服药，必告其乳母戒口、食素。若不忌肥腻荤腥者，则服药不效 寒症者戒其寒凉，热

症者戒其燥热之物，一一告之。粉、面、寒滞、生冷、瓜果、薯芋等物，有病俱戒，不在言者。兼戒其父母房事。富贵子女，势必姑息，服药必难。若遇顽症、深症，服药要多，当先断过：能服药多，方能医治。若症深而不言，首剂药或不应，则枉失功名也。又有男人面承多服，而家人女子，阳奉阴违，或有药令彼儿食，服无一半，则隐而告尽，以哄男子者。姑息儿女，妇人往往有之。医者信其服尽，见症仍不愈，另施别法，致错误症候，归咎药之无功。嗟乎！须告其家长，督令服药然后可。

二十四、贫家遇有顽症，勉强计算而医，虽能一一从医语，但多购药则力不能办；或借财用，仍是拖延误深之势。须先断明：能舍财重命，医者亦舍财取名，方能两就成功。

二十五、信巫不信医者，不可阻其拜神信己药。设或病愈，则功归鬼神，医者不特不能取财，而心力、人情不可得也，且又令巫者生妒，后或在病家窄路相逢，受其讪谤也；倘病有失，则归咎服药，巫者拜神，耽误日深，断不省责其过也。

二十六、不论小儿、大人，病本七情六欲、饮食失节而致者，症虽未坏，全赖清静和平，以培元气，不能自养则不可治。或大人不能戒饮食，或不摒去忧怒，不能自禁房劳；小儿则抛弃失抚，积啼成郁，积食成伤，须要劝其戒慎。能听从，则可治；不能，则不可强为调治矣。

识症避凶列后

一、风热发搐，人事倦怠，无精神，频频日作多次者，风深难治，厥亦深也。发搐一次，病深一次。

二、凡呕、吐、泻兼作，久而不止，症必不利；每每吐出原物不化，与干呕无物症同，俱死症。

三、脾虚作肿，症已深矣；若兼风喘，难治。身壮，病初起肿喘者轻。

四、久病，忽作气喘，难治。惊风重，气喘，难治。

五、泄泻发冷，痢症作肿者，症深。

六、肚痛，啼声不出者，难治。

七、痰喘久而不下者，难治；久病作肿，亦难治。

八、久病胃口不旺者，症甚难治。有胃则生，无胃则死也，必凶。

九、热症，火虽退而口烂、门牙枯，大齿落者，必死。

十、病是症，而服是症之药，剂愈剂剧者，症必不吉_{此为延缠。}

十一、上而气喘、下而泄泻不止，为难治。_{下气定喘，则大肠气泄，而泄泻越甚；闭气止泻，则气上涌，其喘越甚。两下相拗，故难治。然亦止泻为先。}

十二、鼻生黑煤，洗而复然者，难治。_{此款新识，至紧。}

十三、死症、难症，必先告明，令其多请高明；若东家深信深求，须尽自己所学而掩之，"存一半济世心"即此也。斯时钱财不必计较，或症转凶为吉，则名利自不负人也。然必先告明，生死无怨，方可下手。先脱干系，自不妨事；幸勿见危而不救，则非存心济世者矣。勿苟且应酬，顺情而已；症候好丑，勿轻言"不妨"，以冀功成侥幸。

以上多故，予屡经历留心，告诫于后人，记之，记之。

此书可多抄一本，深藏匣底，或有遗失，可以追复。一本务必日常玩习，纯熟通融，期于有用。倘运济时来，即此可以兴家立业，以遗子孙，亦未定也。倘未行时，尤当勤学，莫问平生名利济与不济，只问自己学术精与不精，惟常恐学问不足，务使守道有恒，日久功深学粹，自然水到渠成，终有显扬之日。化工自不负人也!

承先遗训:一业斯道者,虽为衣食之计,亦要存济世之心,幸勿专图财利,不顾名功。倘有症治,则常存父母之心,务尽生平所学,必求病愈为念。富者得其财,与其解厄;贫者领其情,与其消灾。纵或富人逃谢,贫者忘情,宁人负我,毋我负人。此余祖训,历代遵行,医传五六代,幸有达人,岂非先祖明德遗训之验耶。

凡入人家看症,必须至诚礼貌。若无礼貌,则不珍重;不珍重则东家起轻慢之心,自己有失名望身份也。

凡属道友,贤良愚妒不一。贤良者,我则谦恭待之,以资学益;或论高于我者,则潜学之,或明以请教;或愚妒下于我者,勿以才智骄人,以取怨谤。倘或同在一家,医症自显所长,切勿疵人短处,又勿贬其方药,惟以自己之见而告东家,取舍任人。倘明理主人,自己不失为君子雅道。

我家六代业医,幼科为最良,予亦廿年来,阅历幼科,因而留心记验,所有祖传及自己所得秘奥,一一实录于此,并不杜撰成说,虚伪成文,正一字不苟,以传后人。凡数缮稿,校订稳当,虽虚字亦有深意可会,然后抄正,学者勿以浅近而忽之,又勿览此而自足。倘能再博考群书，一则可以再广才智，二则可以见余若心不谬。若学者无诚背本，传者隐秘遗才，入斯门者断断不能显达。学者能精此一艺，自有无穷佳境也。

卷内有密圈者为紧要之文，密点者次之，末后有未勾者，则分一比一段矣。

医士高明程德恒康圃氏手辑

死症四十候

脱阳：汗出如油；气乱：气喘不休；

气绝：啼泣无声；肝脾坏：长厥不了；

肺绝：鼻孔开张；气脱：病久气喘；

肌坏：久病作肿；肝风甚：鱼口鱼目；

胃绝：干呕无物；脾绝：眼眶凹陷；

胃死：唇牙枯白；水克火：舌黑如木；

气绝：气出无入；胃烂：牙齿臭落；

肾绝：胸陷囟肿；肝克脾：青缠口角；

全阴：黑掩太阳；胃绝：喉如曳锯；

病者不见灯日：无火；肝心绝：弄舌砥唇；

肺绝：忽作鸦声；土绝：吐泻不止；

血绝：发直如竖；肝克胃死：肚痛无声；

心坏：舌肿发惊；液脱：病深无泪；

属阴：面黑神昏；肝血绝：爪甲青黑；

肝绝：手常抱头；胃绝：唇不盖齿；

胃坏：人中黑陷；肝肾绝：舌卷囊缩；

肝胃坏：饮食挫喉；脾绝：头汗手冷；

肾气绝：目无光彩；肺坏：鼻干黑煤；

肺脱：眼皮反展；邪甚：肝脉浮大；

脾烂：频泻黑水；气下绝：肛门如筒。

以上坏症，皆为死候。小儿病久，或惊风，或急症，则有此见，见则不可言吉。但告明在先，亦要用药挽救，或可冀十死之一生也。

脏腑五行干支部年岁司天法

司天歌

子午少阴为君次，丑未太阴临湿土。

寅申少阳相火旺，卯酉阳明燥金所。

辰戌太阳寒水生，己亥厥阴风木主。

此以四政对冲言，司天在泉对冲数。

此歌以地支年号，某年则应某脏司天，某脏在泉。若某脏司天，上半年某脏病多；某脏在泉，则下半年某脏病之说，世俗或有讲此，故录以备考。其以测病，亦不即不离，不可专泥也。

司天法：假如子午年，即是少阴君火司天，上半年君火之病多；下半年是卯酉阴明燥金在泉，则下半年燥金之病多，以十二地支四政彼此相对而数。假如：

子午少阴心、肾，君火司天，卯酉阴明大肠、胃，燥金司天；卯酉阳明大肠、胃，燥金在泉，子午少阴心、肾，君火在泉。丑未太阴脾、肺，湿土司天，辰戌太阳小肠、膀胱，寒水司天；辰戌太阳小肠，膀胱在泉，丑未太阴脾、肺，湿土在泉。寅申少阳三焦、胆相火司天，巳亥厥阴包络、肝，风木司天；巳亥厥阴包络、肝，风木在泉，寅申少阳三焦、胆，相火在泉。

此四政相对，彼此司天在泉之式。

天干合脏腑相属歌

甲胆阳木 乙肝阴木 丙小肠阳火，

丁心阴火 戊胃阳土 巳脾乡阴土。

庚属大肠阳金 辛属肺阴金，

壬属膀胱阳水 癸肾藏阴水。

此五脏六腑分配阴阳，以十天干主之。人身连三焦、包络共有十二官，因三焦、包络无形，故不在列。

三阴三阳分配脏腑歌

太阳小肠足膀胱，"足"是足太阳。

阳明大肠足胃当。"足"是足阳明。

少阳三焦足胆配，"足"是足少阳。

手太阴肺足脾乡。"足"是足太阴。

手少阴心足为肾，"足"是足少阴。

厥阴包络足肝方。"足"是足厥阴。上云"厥阴"是手，乃包络耳。此三阴三阳共为十二官，五脏、六腑、包络之谓。

里五脏：心、肝、脾、肺、肾也。

另包络二官无形，故云不入脏腑。

表六腑：大肠、小肠、胃、胆、三焦、膀胱也。三焦为阳，包络为阴，二官亦相表里。三焦、包络皆主命门相火。

五脏为阴，六腑为阳：阴为里，阳为表，故阴阳脏腑为表里。心与小肠相表里，肝与胆相表里，脾与胃相表里，肺与大肠相表里，肾与膀胱相表里。言表里者，脏腑病气相连也。

五脏主病定例

心主惊，有惊惕、谵语、悸动、烦躁、大叫、闷乱、喜笑、不眠、手足跳动、唛牙碾齿。皆此主之。

肝主风，有抽搐、瘛疭、呵欠、目直、手足摇战，发厥。皆此主之。

脾主困，有倦怠、嗜卧、无神、泄泻、呕吐、肿胀、作渴、痰涎、盗汗、自汗、发黄、四肢冷。皆此主之。

肺主喘，有气急、呴痕、咳嗽、鼻塞、痰鸣、咳血、失音、多涕、洒淅寒热。皆此主之。

肾主虚，有迟行、浮游火、腰痛、项陷，脚膝软、目无光、小便不利。皆此主之。

此五经各主病候。尚有习见习知，易识易审之病，未列。

三症验录

此三症不入前八症之内者，何也？因大人亦有此症，故另立于后。

疟疾论治

小儿疟症，由暑湿伏内，夏季受之，待秋而发者多。故《经》云：夏伤于暑，秋必为疟。如人受凌虐，身不安然，故名。初起由风邪感于皮毛，外邪引内湿，聚于少阳之经。此经属半表半里，入里，是太阴脾经，阴气作则寒；出外，是阳明胃经，阳邪作则热；阴阳交争，则其寒热往来。夏暑而秋发者，为秋疟；亦有现受暑邪，祛暑不彻，暑邪传入少阳者为暑疟；又有脾受湿食，因邪而作者，为湿疟、食疟；又有初起阳邪胜，净热无寒，有期而作者，为阳疟、温疟、又为疸疟；又有日久脾胃气弱，则阴邪胜，净寒无热者，为阴疟，又名为寒疟；又有腹中积滞成块发现者，名为疟母；又有外感伤寒，发表未透，邪入少阳而作者。虽有多般名、症，总属邪入少阳之界。出与阳争，阳胜则热；入与阴争，阴胜则寒。故阴阳交争，是寒热往来，有期而作者，则为疟疾。有一日一次发者，有两日、三日一次者，有一日二三次者不等。但发作密者为病轻，疏者为病重也。外候面黄肌瘦，作时手足先冷，随后发热，热时口渴，头痛，胁痛，耳聋，口苦，作呕，得汗而止。亦有先热后冷者，症深。治法要平少阳肝胆之邪，补脾胃之气，去痰，去湿为主。有热则退热，有虚则补虚，有食积则消食，有暑则消暑，统和阴阳。日久气虚则补气，血虚则补血，治法尽之矣。伤寒伤暑常有变是症。总之，邪在少阳，则有此候。手纹两手浮紫挟热挟邪，左手更甚邪在少阳肝胆分也，或生模糊此湿邪，右手或沉滞。脾胃气弱，亦肝胆之木克脾胃之土也。仍平肝补脾之治法。两手脉浮弦，如曳弓弦之状，少阳脉在弦。滑数，热痰也。右手或脉浮而无力，亦木克土意。此脾胃气虚脉象。治法统用小柴胡汤加减此方治疟之总剂：

柴胡二钱 黄芩钱半 半夏钱半 甘草一钱 饭党二钱此小柴胡汤，少阳总统之方 川朴一钱，开胸破滞 淡竹叶二钱，去热痰 猪苓二钱，去湿痰 草果一钱，去痰逐冷 常山钱半，大去疟痰加生姜、大枣煎。

一、脾虚加白术或用饭术、茯苓，开胃苓散。

二、热盛加知母、石膏煅，开玉露散。

三、湿盛加苍术、茵陈，开甘泉散。

四、挟食加神曲、尖槟，开胃苓散。

五、口渴甚加干葛、花粉，开甘泉散。

六、现当暑症加木瓜、扁豆、香薷，开甘泉散。

七、暑热盛加川连、木瓜、香薷、生扁豆、生冬瓜汁冲药水，开玉露散。

八、日久虚热加鳖甲、青蒿、钗斛、乌梅、干地龙，开胃苓散。

九、日久作肿加白术、木瓜、加皮、茯苓、郁李仁，开胃苓散。

十、疟母加鳖甲、三棱、莪术、尖槟，开转笑散。

补中益气汤治日久发冷虚症、寒症、寒多热少。

北芪二钱 防党三钱 白术二钱 陈皮一钱 当归钱半

柴胡二钱 升麻七分 炙草二钱 加姜、枣煎，开胃苓散。

十一、热多冷少言虚症，加青蒿、钗斛、乌梅、白芍。

十二、冷多热少言寒症，加白附子、草果仁、干姜少些。

十三、渴加干葛、乌梅或用北味、麦冬米炒。

十四、血虚加首乌、当归倍半。有痰加半夏、前胡大去少阳之痰。

其余或有加法，照前参用。前后两方，通活而用之可也。

发冷敷脐法：

草果仁一钱 北辛一钱 牙皂五分 苍术一钱 鹿耳苓三钱

共研末，分两次。先放末在碗内，以酒润湿，后和鸡蛋一只搅匀，在锅内煎饼一个。当先病未发时一个时辰许，以饼贴肚脐上，以带束实。此截疟之外法，甚效。

发冷药枣方

常山三钱 苍术三钱 菖蒲一钱

上三味，以水一碗，煎汤去渣；以大乌枣二十枚，去核；将前药汤同枣，煎至枣熟汤干，再入黄酒一大茶盅，复慢火煎干，取起，待冻未尽带和时，食枣十枚，面东食，以南茶送下；后次又食枣十枚。妙，妙。

发冷日久，泄泻干呕、痰喘不下，或遍身浮肿，或热至肌肉瘦削，或净热露骨，或净寒发厥，皆为逆症。

暑症论治

小儿伤暑之症，由夏日在日中晒冒风热，因而内热发作，大渴饮冷，致水停胸矣。时作呕吐泄泻，内热蒸逼，外淜淜然汗出身热，以上暑症之常。甚至肝木乘机克脾土，则变成慢惊者，往往有之，外候如慢惊一般。以慢惊、暑症两门参同治法。两岁以后小儿，有上项之症，乃自感暑邪而来；两岁以前小儿，由乳母在日光中操作，汗出身有暑气，儿啼即抱乳之，儿沾暑气，又食暑乳而内挟惊、挟风、挟痰、挟湿、挟热，随暑而出，致成上项多般症候。治法以消暑为主，有挟是因，则挟用是药，随症加减。看暑后治法，又有小儿感暑之气，内发湿热，外而咳嗽身热、出麻、出白痱子。若治麻，以凉血、疏肌、解暑湿、清心肺胃之火为要；如净出白痱子，满身如嵌小珍珠状，胸背独密，外兼身热干咳，治以肺中湿热，心经伏火为要。间有出麻疹者，看后加减分条治法。又有暑症已备，因吐泻而动胃气，四肢筋抽挛，此症为霍乱转筋。俗名反筋腹泻。因胃中有宗筋，为周身筋之宗主，今吐泻动乱胃气，有犯宗筋，故周身四肢筋脉应动。治亦平肝补脾之法。因肝主筋，肝邪犯胃，胃脾气虚，受肝添制，故有是症。

治法：脾虚用官方六和汤；实症用香薷饮，加重木瓜，开胃苓散。

暑症备用方：

香薷饮此方为治暑方底，随症加。

香薷一钱 川朴一钱 扁豆三钱，生熟随用 木瓜钱半

加灯芯，煎开甘泉散。

一、热盛加川连，甚再加石膏、竹叶，开玉露散。

二、泄泻者，加茯苓、炙草、白术，甚则加冬瓜仁此味家秘。

三、脾虚者，加防党、白术、陈皮、炙草。

四、挟惊风、吐泻、抽搐，入慢惊参治，但必要夹用解暑药香薷饮。

五、挟食加神曲、山楂、麦芽。

六、挟痰加瓜蒌去净油、旧胆星，不渴加半夏，有渴加花粉。

七、挟寒热往来，本方合小柴胡汤并用。小柴胡汤载发冷条下，方前五味是。又官方见。

八、渴加麦冬，有汗而渴加北味。少许用。

九、呕吐加竹茹热用、藿香梗，砂仁寒用、藿

香叶。

十、抽筋者，加钩藤、木瓜。_{倍半用。}

出麻备用方法：

荆芥_{钱半} 防风_{一钱} 银花_{二钱} 桑白_{一钱} 桔梗_{二钱} 知母_{二钱} 石膏_{五钱} 山楂_{二钱} 连翘_{一钱} 牛子_{钱半，研末} 地丁_{二钱} 黄芩_{钱半} 木通_{一钱} 净水煎服。

一、出不快者_{不透彻也}，加蝉蜕、干葛、苏叶，开甘泉散。

二、色红暗为血热，加生地、赤芍、丹皮，开玉露散。

三、挟气喘_{干咳气喘为重，有痰气喘为轻。}干咳加瓜蒌_{去净油}、天冬，去荆芥、防风，开玉露散；有痰加杏仁霜、花粉、浙贝、莱菔子，开珠珀惊痰散。

四、热太甚加川连、羚羊，开保婴丹或玉露散。

五、气弱，麻色暗淡，出不快者，加防党、苡仁，去山楂、石膏。

六、挟呕，为胃虚，加生竹茹、钗斛、川枳壳，开玉露散。

泄泻，加茯苓、淮山，开甘泉散。

七、挟瘢疹，加犀角、丹皮、元参，开玉露散，并与燥火条同参。出白痱子：_{书名"白屑"，俗名"白雪"。"雪"字疑是"屑"字之伪。}

桔梗二钱　桑白二钱　川地骨二钱　银花二钱　连翘二钱
麦冬二钱　淡竹叶一钱　知母钱半　石膏五钱，煅　花粉二钱，
加灯芯煎。

其余加减治法，照出麻条下。

此二症，缘自肺胃二经之湿而出，有当暑月而发，
有四时染热而发，不等。但白痱子属气分，为轻；出
麻属血分，为重；亦有连白痱子错杂而出者，只治麻
可矣。

凡麻症现当出时，症虽沉重，现下不妨。只妨麻
后，当须解其毒，以虞麻后气喘最危。亦照现麻治之，
但要多加下喘药。麻后痢颇缓治，参后痢疾条下。间
有杂症。亦出白痱子者，肺必有热，加清滑肺药可矣。

六和汤治暑症脾胃虚、吐泻转筋，甚者，为急症，不暇治
退暑热，但顾脾胃为主，用此方。

川朴一钱　藿香一钱　杏仁钱半　砂仁钱半　半夏钱半
木瓜二钱　赤茯二钱　防党米炒，三钱　白术二钱　扁豆炒，五
钱　甘草钱半　香薷钱半　钩藤二钱　加姜、枣煎。肝脉甚，
或加酒芍钱半。

附后二难症

着暑后，身不热，口不渴，不吐泻；但神昏目闭，
小便短赤，唇面通红，虚汗时出，痴眠无语，或睡中

谵语时出，不饮食，形如醉人。庸手不识，或断为邪病，或断为死症，延至十余日，不能生、不能死之间，主家见此光景，医者投药不应，无可奈何，付之死数，束手待毙，每年暑月常常有之。此暑邪传入心经，心火上而逼肺故也，如伤寒越经症之法治之，百发百中。当用：

导赤各半汤

川连钱半　黄芩钱半　知母二钱　山栀二钱　活石三钱　犀角二钱　麦冬二钱　防党二钱　甘草一钱　茯神二钱，加灯芯煎服。

带血热者，如生地；暑盛加石膏、竹叶。

风搐筋剔者，加钩藤；有痰加照暑症条下。

加法须根究上曰病因，有是因而致者，则照法加是因之药。丸散则珠珀惊痰散、甘泉散、玉露散、保婴丹、急惊散，随宜择用。

此症由暑热入心，《经》云：暑气入心。心火性热，暑气亦热，同气相求，故暑先入心也。心火上逼肺系。盖心藏神，肺藏魄，二经之正气为暑所伤，故亡神夺魄而有神昏目闭也；又脾主困，脾气为暑所伤，故怠倦困睡；小便赤，心有热也；热在心阴，故不渴；症是暑热阳邪，故唇面通红；心有伏火，故有谵语；汗为心液，心气虚，脾气疏，液为火所扰，故汗出。余伤寒症颇了，见此症如越经症相类，故仿越经之法治之，岁效多人，故录而存之。医不通变，投药不中经，徒以死断之，见笑大方。

手纹、脉候，斯时隐滞无凭矣。大约沉滞而有力、有底，故终成吉症也。

暑伤胃而吐，伤脾而泻，身热有汗，有风，口渴，此最驳杂难治。若不知病理，逐般症候据而治之，则彼此相反矣，最为束手。若欲用补脾暖胃之药止吐，泻更甚；用发表药以祛暑风，则虚汗更甚；用止汗药，则热郁越深；用止呕之药，则与渴、热相拗。似此为之奈何？此余屡临此症，设法参治，试验多人，特录存之，有志者请详之，自有妙理。盖暑伤脾胃，自然吐泻，吐泻自然口渴，伤暑风自然有汗，身有暑气自然发热，如此总因暑伤脾胃之一大端。治以补脾、祛暑、祛风，各般症候混一而愈。如补脾胃则吐泻止而不渴；祛暑则暑不犯脾胃，吐泻止而暑去，身亦凉矣。风伤卫，卫气疏，不能护营血则有汗，《经》云："伤风有汗"故也。祛风，则风不伤卫；补脾胃，则腠理密而汗止矣。拟立一方，曾愈多人，请试参之。

此方治暑风虚证：

北芪_{密腠止汗} 防党_{补气，止吐泻} 白术_{补脾和中，止吐泻，去湿} 防风_{祛暑风，助芪止汗} 扁豆_{祛暑止泻} 木瓜_{祛暑退}

湿热 炙草和中，止吐泻 茯苓渗湿助脾 川朴和中 香薷去暑热暑气 冬瓜仁大止暑风，世人少用 酒芍 能制去风药之浮散者，且平肝木助脾而止泻加姜、枣。和阴阳，止吐泻。

此数味，相因、相制、相扶、相助，最妙。

凡暑症，任兼百症，必以解暑为主，次及兼症，不然不应。

凡吐泻，必先止之。吐泻伤脾胃，脾胃为元气之主，顾之至紧。

暑症详见上论。

暑痢详见下论。

痢症病治

小儿痢症，名曰滞下，谓有积滞而下也。由湿邪传脾，肝木克脾土而成。有小儿素食湿热之物，积之既久，一时内作，症轻；有湿邪时气而出者，症深。一则天行时气，一则人事致患也。最重者为噤口痢、时行毒痢。其症候有黄、有红、有白，有二三色相兼。治之之法，以去湿积为要，次平肝木，次补脾土，最忌利小便也。小便利，大肠则干涸，故忌。黄色者，脾热传于大肠；白色者，肺热传于大肠，红色者，心热传于大肠。各般俱要有胃气、能食为吉，不能食为凶；又忌食鱼腥、咸潦。初起，治要疏利，使邪不留滞，

"通因通用"者此也。次要去湿热，次要行气止痛，次要平肝木，有毒要解毒人所罕知。日久肚不痛，肠滑者，补脾土、安胃、提气、收脱。总之，当推则推之，当止则止之，能分晰而治之，方为高手。仍不失平肝之大法，补脾、泻心之秘要。

外候有痢，自然知之，不必审察。但要问明所泻何色？日新、日久？分经而治。外有身热作渴，而痛急厕勤者为重。[注释]盖湿热在内而作痢，外应无热；热甚有渴，内亦痛急，则湿热太猛也，故重。手纹以紫为热重，生模糊为湿重，沉为热深，浮为热浅，滞则气不通行。脉息左手有力而弦为重逆，肝木旺克土也。右手有力为顺。脾旺不怕肝克也。其余症之浅深，热之深重，以脉有力无力而决。左手脉大于右手为逆，相克。右手脉大于左手为顺。不相克。

治痢症方：

川朴一钱，开滞破邪 山楂二钱，去积滞 神曲二钱，去积 白芍二钱，平肝止痛 黄芩二钱，去热 甘草钱半，酒炒川连一钱，平肝去热 木香五分，行气 加伏龙肝煎，开胃苓散或转笑散。

一、热太重者，加羚羊、犀角、龙胆、黄柏。脾虚加白术、枳实。

二、肚痛甚者，加莱菔子，元胡、青皮，开转笑散。

三、肠涩难屙，加杏仁，瓜蒌仁、尖槟、莱菔子。

四、外有热，加柴胡、栀子皮。

五、时行毒气，加银花、槐花、羚羊、犀角、绿豆、黄柏。

六、色黄加姜黄少许，黄芩倍用，或加大黄、朴硝、黄柏。

七、色红加红花、生地、茜根、生地榆炒黑止血，赤芍、赤豆。

八、色白加桔梗、桑白、生苡仁。

九、兼暑症者，暑热传脾，因而作痢，暑月常有，名为暑痢。加生扁豆、赤小豆、冬瓜、黄瓜。痢重于暑者，则参痢下；暑重于痢，则参暑条下。

十、气太弱，加防党、白术。

十一、日久痢缓，加扁豆、淮山、苡仁、黄连少用。

十二、日久脾虚肠滑，肚不痛者，可只用脾虚泄泻之法治之，或仍参用痢药。白色：阿胶珠、蛤粉、龙骨、牡蛎。红色：赤石脂、良石、黑地榆。红白皆同用玉叩霜、诃肉、粟壳、枯矾少用、榴皮。

痢症坏候

一、变屙纯清血，色鲜者顺，色死者逆。

二、日久色黑如漆者逆，红变深。

三、屙色如鱼脑者逆，白变深。

四、屙色如屋梁上尘者逆，黄变深。

五、日久脱肛者，有皱纹，症尚缓，元气尚在也；无皱纹，如角筒者逆，元气败也。

六、日久，面目、手及肚腹作肿者，逆。

七、不论痢之新久，症之顺逆，而人能食饭、有神者，症尚有望。胃气不减，元气未失也。

此症有失于清者，有失于补者，但能留心记认，乘时补泻得宜，看定虚实，发准药味，清、补兼行，使元气、湿邪，各无偏倚，用药方为高手。其余参看古之痢症三方，用得相宜，极有效。

跋

余非医学，然少怀在抱，恒欲得一幼科善本以普渡慈航，乃求之数十年而尚未一见，岂精是科者之难甚欤？胡何著之书多未完善也？他者无论矣，即如《遂生》《福幼》诸篇，近世多珍如宝筏；而其治症，初不外慢惊与麻痘，是美而犹嗟未备也。今何幸友人授我以《儿科秘要》，是书为程君康圃所著，数虽一帙，而"八门六字"即以括乎其全。翻阅再三，见其每论一症、立一方，皆批隙导窾，洞达本源，言简意赅，悉臻美备。人能家藏一本，偶有疾病，悉心体察，对症检方，虽无医士，亦可以拯疾苦而起沉疴。诚赤子之宝丹，亦幼儿之命脉。《传》曰：人之欲善，谁不如我。伏望乐善诸君，捐资付梓以广流传，俾当世幼孩同登寿域，是则余之厚幸也。

岜

民国八年孟冬谷旦苍梧谢允中心一甫谨识。

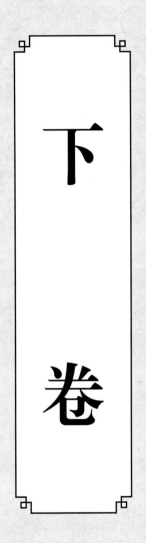

下

卷

杨氏《儿科经验述要》之学术思想及特点评介

（一）儿科察病，首重望诊

杨氏说："儿科古称哑科，因小儿有病不能自言，父母家人所见，亦不详确，全凭医者消息审度，故治理较大人为倍难。然疾病之成，总不离气血脏腑，表里寒热虚实，察其神色苗窍，了然可辨。是以诊断儿科病症，四诊之中，望诊最为重要。医者先看外证，得到概念，再参以验指纹切脉，按诊、问症诸法，逐般互相印证，再不判断，自知所患何症，某经受病，依法治之，亦无难收效。世人谓儿科难治，即难在识症也。"杨氏这番议论，说理贴切，颇有实践指导意义。"例如惊风之症，唇间每有一片恍惚青白之色，老于经验者，一望而知是惊风症候，再看面色神态，则更可判其为急惊抑慢惊，不待问而后知也"。"古人有云，有诸内则形诸外，婴幼有疾，外候尤显。其症之为表、为里、为寒、为热、为虚、为实，鉴别外貌，可知过半"。如张公让氏注："小儿患病，极易表现于外相，精于医者，一望便知其所患何病，所以本篇特别提出望诊，这是杨先生经验有得之言。"

小儿望诊七法。杨氏以中医理论为指导，提出瞭望神、唇、舌、鼻、眼、耳、头发七种具体方法。我们知道，人体是一个有机的整体，内在的脏腑与外表组织器官之间有着密切联系，口唇为脾之官，舌为心之官，鼻为肺之官，目为肝之官，耳为肾之官，五脏虽然藏于体内，但由五官九窍的表象往往可以察知内脏的变化。正如陈飞霞在《幼幼集成》中指出："五脏之属，体隐而理微，望从何处。曰：体固微隐矣，而发见于苗窍颜色之间者，用无不周。理固微矣，而昭著于四大五官之外者，无一不显……"夏禹铸《幼科铁镜》曰："五脏不可望，惟望五脏之苗与窍。"其书凡例开篇之首即曰："凡治婴儿病，不望颜色，不审苗窍，故病不应药，是书惟以望颜色、审苗窍六字，为大主脑。"杨鹤龄继承了前贤有关望苗窍理论，并赋予具体的内容，明确望诊的部位、与相关的脏腑及其颜色、状态、主病等等，例如认为"唇"深红而亮为风热，红而焦暗为燥火，为实热。淡黄色浅为虚湿。淡黄色深为湿热。淡白为脾胃虚寒，枯白者则脾土已败。还指出了"耳背有纹现为麻痘疹之先兆，小儿出麻，耳背每先一二日隐约可见细碎微点"等具有特异性的望诊法。尤为可贵的是七法之中，杨氏首先提出察神，认为神气为一身之主，寒热虚实，约略可辨。神旺声洪者为热为实可攻，神衰声微者为虚为寒可补。中医认为，神是人体生命活动的集中表现，神在人身，居首要地位，神充则身强，神衰则身弱，"得神者昌，失神者亡"。尽管杨氏望唇、鼻、眼、舌、耳、发之具体内容与程氏"看外症秘要"之论颇为雷同，但杨氏首重察神的望诊七法确比程氏略胜一筹，也说明了杨氏是在继承程氏"看外症秘要"之基础上加以补充发挥的。

察指纹经验。小儿指纹，也是中医儿科望诊的内容之一。自古以来为多数临床医家所沿用。杨氏尤擅此法。张公让称赞杨氏："诊断儿病，一验指纹，即报称何证何病，几乎十不爽一，此独得之秘，世间精之者恐无几人。"杨氏除了全面继承前人有关指纹望诊的具体方法，浮沉主病、纹色、形态、三关等理论外，还提出了"脉纹相应"以及纹色、形态、部位、浮沉淡滞合参的综合分析方法。例如杨氏指出："纹浮而紫为风热，纹沉而紫为里热"，"左手纹浮紫为肝经风热，左手脉亦必浮数，右手纹浮为脾经风热，右手脉亦浮数。"同时也注意到三关虽然有"风轻、气重、命危"之说，但又必须结合外证脉候，全面分析，强调四诊合参，才能辨证准确。例如杨氏说："若起病未久，纹在气关或命关现出，其色淡红带白，看外证脉候，尚非严重，此非不治之症，乃因是儿体质积弱已久之故也。"持论颇为精当。杨氏在察指纹方面特别值得一提的是对纹形主病所制作的十二种图形。

历代文献，对指纹的形状，描绘甚多，如《小儿卫生总微论方》述有10种纹形；《保婴撮要》《幼科准绳》《幼科释谜》《全幼心鉴》均载有13种；《医宗金鉴·儿科心法》载有20种；熊应雄的《小儿推拿广意》则分为49个形状。程氏《儿科秘要》载有18种图形。种类繁杂，使后学者莫衷一是。杨氏根据前人所论，参考自己临床数十年所见所得，择要整理而成12种，简明实用，临床上较易掌握。

有关小儿指纹，历代医家争论颇多。大部分认为有实际意义，但也有人表示反对，主张废除。如明代张景岳、清代余梦塘、夏禹铸等，虽人数不多，影响不小。近年来，不少医学工作者进行了大量的临床观察和实验研究，提出了不少有价值的意见和看法，积累了宝贵的资料。如有从指纹望诊的渊源、创始和发展进行考证和整理；有从指纹的解剖学知识、生理、病理机制如指纹三关与静脉压升高，末梢血管扩张、营养不良的关系等方面进行探讨；近来，又有人试用例数统计分析的方法寻找小儿指纹的客观指标，如沈永艾对451名健康婴幼儿指纹的观察结果认为正常婴儿的指纹不浮不沉，占81.6%，透至部位不显露于风关以上占93.6%，与文献描述基本符合，而色泽则认为以紫和淡紫色为主，也可见到红或淡红色，不应出现黄、白、青、黑色。我们曾设想对患儿指纹采用拍照分析、例数统计的方法，加以临床验证，由于受某些客观条件限制，此工作尚未深入展开，这些都有待于我们今后进一步探索和总结。

杨氏在儿科察病除了首重望诊外，也强调切脉、按诊、问诊等方法。如切脉提出以小儿常见的浮沉数迟、有力无力以辨别表里、寒热与虚实；按诊提出按儿额、手足、胸腹以辨别新感与伏气、内伤与外感、实热证与虚寒证，等等；问诊指出问寒热、汗出、口渴、二便及睡眠等情况，从而四诊合参，审候辨因。

（二）儿科辨证，精确为要

杨鹤龄指出："疾病之成，乃缘六气有所偏胜所致，此即内经所谓亢则害，承乃制之义也。治病之法，不外察其表里寒热虚实，以平阴阳而已。故医者以辨证精确为第一紧要，能辨证精确，始可以言用药。否则用药之道，亦不必谈，盖未有不识证而能用药切当者也。"杨鹤龄从事小儿临床50年，在儿科辨证方面经验相当丰富，其书列证十八，大都先言病因病机，证候特点，后拟治法方药，旁及前人所论，参与自己所见，惟以"注重实效"为务。故有一定的临床实用价值。十八证中大致可分为以下几类：

1.常见儿科八证

如前所述，程氏之儿科八证说确有一定的理论和实践的意义。鹤龄完全继承了程氏这一学术思想，对此也条分缕析，提纲挈领。并在辨证治疗上有所补充和发挥，使之日趋完善。例如，杨氏所论述的急惊风证治，在病因病机、证候特点到指纹、脉象以及治则，均与程氏的论述一脉相承，但杨氏突出其惊、风、痰、热四大特点进行证候分析及组方加减，明确提出"心经热盛则生惊，肝经风盛则发搐，风动痰涌，乃成急惊风之症"，选用猴枣散（除痰）、珍珠末（定惊）、蝉蜕、白芍、素馨花、干地龙、宽筋藤（平肝息风）、丝瓜络、金汁水（清热）为基本方，主张热重选加羚羊角、玫瑰花、象牙丝、竺黄精、茅根、花粉、龙胆草、灯芯花、蜡梅花、布渣叶、鲜竹茹等药；风重选加天麻、白蒺藜、陈胆星、豨莶草；痰重选加牛黄、北杏、咸竹蜂、人中白、淡秋石；惊重选加珍珠末、茯神、纹银、灵芝草。又如咳嗽一证，杨鹤龄在程氏有关病因、病名的论述基础上，重点突出咳嗽的辨证分型，指出风热咳嗽与燥火咳嗽最为常见，此外，因惊痰食痰而致咳者亦时有之，尚有小儿特有的百日咳等类型。无论从病因病机、证候特点，还是治疗方药，杨氏均一一详述，有证有方。认为咳出于肺，痰生于胃，在治疗方面强调理热痰在肺，理寒痰食痰在胃，对于指导临床选方用药不无启示。杨氏治疗咳嗽诸方必用细辛，次用芒果核。考细辛善走窜，能通窍，故可通鼻窍以利呼吸；又因其性温热、气芳香，故可化湿浊、化痰饮，取其辛开之意。如热咳用之则佐以寒凉之品。芒果核甘微苦，平，入肺脾经。本品善消痰滞，多用于外感食滞引起的咳嗽痰多。亦用于治疝气痛，均取本品有行气化滞之功。据邓铁涛之经验，外感咳嗽病人，如饮食不慎，过食肉汤一类滋腻之品，往往滞邪不能外解，咳嗽日久难愈。这种情况下每在辨证论治基础上加用芒果核，疗效甚佳。

此外，对于类似证的鉴别诊断，杨氏亦颇为重视。杨氏指出："风热，热也；燥火，亦热也。然治法大不相同。风热症虽有伏热，亦由外邪引动而起，故初起必须疏风方能退热，若纯用凉药，反足冰滞风邪，病难得解；燥火症乃因伏燥伏火发作而成，必须清凉内解，勿用表药及燥热之药。"他如阳证似阴证，也谆谆告诫"但细心辨认""全凭医者识见"。杨氏强调辨证要精确，于此可窥一斑。

2.小儿温病症治

杨氏认为"南方卑湿"，"湿温一症，小儿感染颇多"，加上"夏季天气炎热，人感其气而致病也"。因此小儿温病，南方多见。但"粤省之与江浙，气候地土又复不同"，"用药之法，不无差异"。杨氏在继承清代江浙温病叶、薛、吴、王诸贤的理论基础上，根据广东本地的气候、地理、环境条件，针对小儿的生理病理特点，在小儿温病的辨证、治疗、用药、护理等等形成了自己独特的见解和丰富的经验。例如在小儿湿温证治中，既考虑湿温病"热与湿邪相结则缠绵难愈"的病理特点，认为"盖湿为粘腻之邪，最难骤化"，"不比温热之病，清解便愈"。主张"治法初起以渗湿、清热为主"，选用土茯苓、土茵陈、冬瓜仁、连翘壳、生苡仁、布渣叶、佩兰叶等清热化湿之品；又顾及小儿肝常有余，如果热邪炽盛，木火同气，最易引动肝风出现危候，而在上述药物中加蝉花、象牙丝等平肝退热之品，防患于未然。如果湿邪已解，身热未退，杨氏则主张选用银柴胡、金钗斛、蝉花、丹皮、白薇草、冬瓜仁、南豆花、赤小豆、地骨皮，于清营泄热之中寓以养阴之意。并且提出凡染湿温症，以进流质食品为佳，硬质食物切宜禁戒等注意事项，充分体现了中医因时因地因人制宜的辨证论治精神。

杨氏在儿科证治中专辟小儿温病一类，不仅具有南方特色，而且在临床上确实具有重要意义。上海戴溪桥儿科祖传世家奚氏曾指出："学儿科者，温病学重于《伤寒论》，小儿纯阳之体，适用于辛凉者多，辛温者少"，并且认为"对儿科来说，温病学说所用的方药更符合儿童之气体"。著名温病专家叶天士、吴鞠通等在儿科领域也取得相当的成就。叶天士之《三时伏气外感篇》相传原书名为《幼科要略》，专为儿科而设，后由章楠删去一部分并加以注释而易名至今。有人认为"儿科学术的发展，促进了温病学说的兴起。吴有性《温疫论》、叶天士《外感温热篇》、吴鞠通《温病条辨》、王孟英《温热经纬》、夏春农《疫喉浅论》、张振鋆《痧喉正义》、陈宝善《白喉条辨》、柳宝诒《温热逢源》等都是在大量儿科传染病的医疗实践中总结而成的。钱乙提出的'热证疏利或解化后，无虚证，勿温补，热必随生'之论及抱龙丸之处方，和《阎氏小儿方论》中的紫雪、至宝丹等芳香开窍的有效方剂，为明清时期的温病学说所采纳，并沿用至今"。可见温病学与儿科学之发展，有互相促进之关系，杨鹤龄重视小儿温病及其论治经验足以为证。

3.小儿麻、痘、疹、痰等证治

除上述两类外，杨氏还举了小儿麻、痘、疹、癍、痢疾、疟疾等证治。尤其对大癍、痧癍、毛癍的辨治十分详尽，是我们研究急性传染病及流行病学意义的宝贵参考资料。现择要举其一二。

麻证，即麻疹，是儿童时期常见的一种急性传染病。鹤龄认为："此因小儿内蕴胎毒，外感时行而发，人必发一次。"古代儿科认为麻疹为胎毒，杨氏已重视麻疹是传染病（时行）。并提出初起应与外感伤风相鉴别，麻疹则常伴有"眼皮略肿，眼睑红赤润湿似有泪，可决其将出麻无疑"，指出出麻的部位、顺序及伴随症状与其他发疹疾病有所区别。在治疗方面杨氏强调"以疏托为先"，"不可骤用苦寒"，"麻点已将透齐"，"宜改投清热解毒之剂"，"自始至终不能用分厘燥药"。据此制订初起方、出疹方和疹没三方，甚为可取。同时，杨氏还提出麻疹须辨顺逆，防变证以及护理和调养等等注意事项，都是经验之谈。

杨氏书中记载，"清代末年，余在广州执业，遇有大瘢症者，病险而奇，遍考医书，鲜有说及"，"由先父传授治法，自己复悉心研究，治验颇多"，"爰将个人治疗大瘢症经验，详录于此，以供后人研究"。根据杨氏所述，瘢症有以下几个特点：①不同于麻疹。"瘢者，红赤成片，与麻之细碎成点不同"。②瘢症"乃因胃经热盛之故，盖胃主肌肉，胃中热毒壅盛，发于肌肉而成瘢，纯属里症"。此认识与温病学家认为"斑属阳明"的说法颇为一致，故"治疗宜用白虎汤加入清解血毒之品"。③瘢色黑者为逆，予后多为不良。④"治法宜内外兼施"，"温补辛热之药，一概不能沾唇"。杨氏常用生蟾蜍或生萆麻头外敷以疗之。此外杨氏还提到此症有一定好发季节和区域性，"往往见于春复两季"，"仅在广州满族人聚居之处发现"，"汉人居住之所，极为少有"，这是值得我们注意的。

瘢症究竟属于何种疾病？目前为止，尚未明确结论。张公让认为有两种可能，一是猩红热，一是斑疹伤寒，二者均为北方所多见，广东极少。根据我们的调查，杨鹤龄论述之"瘢症"，与恙虫病等有相似的地方。杨氏书中讲："出大瘢之处，肌肉渐见隆起，状如痰病，圆形者名鱼眼瘢，尖形者名凤眼瘢。"恙虫病临床上以发热、焦痂（瘢）、淋巴结肿大、皮疹等表现为特征，好发于春夏两季，温暖潮湿，草莽丛生，鼠类出没的地区有利于本病的传播。早在晋代葛洪《肘后方》已记载岭南有此病。解放前本病在岭南一度流行，直至解放初1950年，广州市八所医院尚有180例恙虫病。前人已观察到鼠类是本病的传染源，故清末民初岭南医家，常将其与"疫核"（类似腺型、皮肤型鼠疫，地方性鼠型斑疹伤寒等）、"标蛇"（病原体引起的皮肤组织坏死性炎症，常形成疗、痛、黑色痂皮）联系在一起，并积累了不少临床治疗经验。如顺德名医高超愚1909年著写的《时疫核标蛇症治法》、黎庇留的《疫核即阴阳毒论》等，都是当时岭南医家与瘟疫作斗争的宝贵文献。就目前的资料看，我们比较倾向于认为瘰症可能是属于立克次氏体或通过鼠类动物作为媒介的传染病（包括恙虫病、鼠型斑疹伤寒，或腺型、皮肤型鼠疫），其有一定的流行性和地方性。杨氏有关瘰症的论述不仅为我们提供了研究课题，也有一定的文献学意义。

（三）治疗用药，独运匠心

杨氏幼承家学，长成业医，在长期临床实践中，积累了许多宝贵经验，甚负时誉。杨氏自己深有体会地说："用药之法，简言之，但求对症，便是灵丹，然对症两字，谈何容易，非浸淫日久，学验俱丰者，不易言也。"故其在《儿科经验述要》一书中冠以"看症用药大要"为篇首，示人以规矩，诲人以至巧，实为儿科临证之圭臬。现将其治疗用药特点归纳如下：

（1）分经用药。杨氏提出："以寒治热，人所共知也，然肝经之热与肺经之热不同，苟执治肺之寒品，以治肝经之热症，难期收效，概可想见，故看症固须分经，用药尤须分经，倘能判定确是某经之病，即用某经之药，收获自宏，得心应手，全在此处。""譬如心经热病，投以清心热之品，斯已对症矣，倘用药杂乱，投入与病毫不相干之品，引入他经，则清心热之力仅薄，是则非必要之品，即属无害，亦足减低药效。安可谓是药与病无损，即可随手写下矣。"杨氏的分经用药，包括两层意思，一是脏腑用药，即根据脏腑经络病变所表现的证候而采用有针对性的药物治疗，如心经热选用清心火一类药物；肝经热选用清肝热药等等。二是对引经药的运用，"盖入经不同，其作用大异"。如杨氏曾治一病儿发热，一剂热退而愈，月余后又发热，各状与前相类，其母因畏久候，姑执旧方煎药与之，服两剂而热益炽，再请杨氏处方，与旧方仅一二味不同，且属平淡之品，服药后便热退身凉。又如本书病案第五例，病孩久热时逾半载，历医十余，始终不退。鹤龄根据四诊所得，认为热在肝经，故用羚羊、郁金、白芍、素馨花等肝经之药，投药两剂，其病即去，殆其能辨病在何经，分经用药之故也。

（2）隔一隔二治法。杨氏认为："治病有隔一隔二之法，婴幼体质娇嫩，应用尤多。例如小儿咳嗽，同时又泄泻频频，审其火盛，投以清肺火之剂，原属不误，惟患者服药之后，咳嗽未去而泄泻更频矣。盖肺与大肠相表里，清其肺火，热入大肠，泄泻愈甚，是未见其利，先见其害也。识者一见此症，心知肺之所以热，乃由心火上逼之故，所谓火刑肺金也，不治肺而治心，心与小肠相表里，使热由小肠而出，不犯大肠，心火既戢，肺金不受火逼，泄泻止而咳嗽亦愈。若见肺治肺，未尝见其效也。"故"临床上必须临机应变，纯熟活用"。隔一隔二治法，是以五行学说作为理论根据，提供多种治疗途径，达到"殊途同归"的目的，这是中医辨证论治的精髓。

（3）擅用外治法。中医的外治法历史悠久，是中医治疗学的重要组成部分。在临床各种运用相当广泛。杨氏继承了中医外治法并运用到儿科领域中，取得较好的疗效，部分方法至今颇具影响，台山、中山等地儿科医生仍经常使用于临床。

封脐法——适用于慢惊风、慢脾风、脾虚等证。如杨氏慢脾风症止泻封脐用方：吴茱萸一两，研粗末，置于热饭约大半碗之上，覆盖肚脐，用疏布封好。又方：胡椒3钱，丁香3钱，肉蔻3钱，共研细末，用灰面及三蒸酒搓成团，作饼子如碗口大，紧贴肚脐，热敷更妙。台山县中医院儿科常用暖脐散（胡椒10克 干姜10克 吴萸10克 丁香5克 樟脑5克）治疗小儿泄泻，据介绍临床达数千例，均获较好疗效。可见，外治法为临证治疗的重要手段，能补内治法之不逮。对提高疗效，外治与内治同样具有重要意义。

灯芯火疗法——适用于脐风，证见患儿脐突肿烂，发病来势甚速，身体重着，四肢硬直，口撮多啼，口吐痰沫，牙关紧闭，甚则手足搐搦。杨氏认为症属危候，"必须施用灯芯火，始有转机"。即于眉心、人中、承浆、肚脐正中，及离开肚脐约半寸之上下左右各一燋，共八燋火然后配合汤药内服，其病即愈。杨氏自云经手治愈此病颇多，并提出可当小儿脐带脱落之时，可下灯芯火八燋，以防脐风之发生。

灯火疗法是用灯芯草蘸植物油燃火在穴位上直接爆灸以治疗某些疾病的一种民间外治法。本法使用简便，见效快，在民间流传极广。明清时期的《本草纲目》《针灸大成》《串雅外编》《小儿推拿广意》《验方新编》均有论述；陈飞霞在《幼幼集成》中说灯火法具有"疏风散寒、化痰行气、解郁开胸、醒神定搐"之功，用之得法，屡见著效，颇受群众欢迎。夏禹铸《幼科铁镜》"辨脐风"便有用灯芯十三醮治脐风之详述和病案记载。考杨氏之灯芯疗法，实与夏氏之灯火疗法颇相一致，只不过燋数不同而已。杨氏善师前贤，学有所本，于此可窥一斑。

　　脐风一证，乃新生儿破伤风。是破伤风杆菌所引起的一种急性传染病。宋《小儿卫生总微论方》提出："亦如大人因破伤而感风，则牙关噤而口撮，不能入食，身硬，四肢厥逆，与此候颇同，故谓之脐风撮口，乃最恶之病也。"本病来势凶险，极易造成死亡。杨鹤龄继承历代医家有关脐风诊治的理论，结合自己的临床实践，运用灯芯火防治脐风症，效速力宏，法便方简，这对于中医治疗急症方面显然具有重要的临床意义。可惜这种有效的方法没有被后世所普遍采用，近代针灸专书对此每多忽略。目前中医治疗急症正越来越引起重视，全面地继承整理历代医家这方面的丰富理论和经验，已刻不容缓。

　　除了以上封脐法、灯火疗法外，杨氏尚记载有急惊风急救法，自汗、盗汗外扑法以及治大癥、毛癥、痧癥等癥症的外治法等等，小儿多怕服药，有时即使勉强喂下，而又随即吐出，影响疗效。因此，外治法在儿科的运用尤有实用价值。

（4）善用诸花和广东土药。小儿脏腑娇嫩，形气未充，"成而未全，全而未壮"，而且脏气清灵，随拨随应，故用药不宜苦寒、繁杂。杨氏提倡药味不在多，多则影响药力反而不美，强调处方遗药必须药少力专。其用药不过百种，常用者三数十种耳，但其中花类竟占了22种之多。杨氏比较喜用素馨花、南豆花、白莲花、蜡梅花、玫瑰花、川红花诸花，取其芳香轻透，协同诸药使邪从内达外，又无苦寒攻伐之弊。如常用素馨花以疏肝，白莲花清暑，扁豆花健脾祛湿，蜡梅花、川红花用于解毒透疹等等。此外，杨先生还常用广东土药如生竹笔（即竹卷心）、禾秧芽、苦瓜干、野芋头、蔗鸡（甘蔗节生出来之嫩笋）、咸竹蜂等等，既符合地方特点，又收到简便验廉的效果。杨氏在临床上于辨证论治的前提下，每加一两味广东民间草药，不但不觉其杂，且常收倍效。正如凡例中指出："本书有用药物，其中有本草所不载者，乃吾粤草药，治病卓著效能，本省同业亦常用之。"现择要举其一二例。

生竹笔，即竹叶中之新生卷而未开形如针状者，别名竹卷心，竹心。味甘性寒，入肝肺二经，主治润肝肺，外感发热及一切热症。杨氏用于风热证初起等症，民间颇为喜用。竹卷心尚长于清心火，以治心经实热所致的烦热、尿赤、口舌生疮等症，也有用于温病神昏谵语者如清宫汤与莲子心、连翘心等同用。

象牙丝，即象牙用刀刮下之丝。甘寒，入肝、脾胃经，有清热定惊、解毒作用。有谓可代羚羊角。杨氏认为本品清肝热，用于小儿急惊热重明显者，与羚羊角、玫瑰花同用。也用于小儿麻疹而奏清热解毒之功。本品为广东儿科医生所喜用，尤其为体虚弱儿，肝经有热或低热不退者忌用苦寒药物的情况下，用此则平和而不伤正气，是较理想的药物。如治疗小儿疳热，常配胡黄连、鸡内金同用。

咸竹蜂，为在青竹干内营巢之大黑蜂，用盐腌渍者。本品杨氏认为能降痰热，用于小儿惊风痰重明显者，与牛黄等药同用，也用于治白屑以降肺火。咸竹蜂尚可去喉风，即喉炎。我院已故名老中医周子容老师治疗小儿肝肺火上炎而见咽痛者，常于清肝肺方（如普济消毒饮加减）中加入咸竹蜂等味而获良效。

（四）杨氏儿科根深叶茂

（1）继承前贤理论，学有本源又有发挥。杨鹤龄作为一位医家，善于继承前人的医学理论，学有所本，上溯古代，近学程氏，结合家传秘诀、个人实践，其儿科学术思想及特点就是这样逐步积累、发展起来的。从《儿科经验述要》内容来看，它不仅受《内经》等经典著作的影响，同时也广泛吸取历代诸家之说，特别是清代之温病学家及本地名医之长，而无门户之见。更可贵的是，他对前贤诸说，既有继承又有发挥。譬如，因时因地因人论治，是中医辨证论治体系的一大特色，它是历代医家在大量临床实践基础上分析了我国南北气候及人们体质等方面的差异而提出的。《素问·异法方宜论》就曾作过论述："黄帝问曰：医之治病也，一病而治各不同，皆愈，何也。"岐伯对曰："地势使然也，故东方之域，天地之所始生也……故圣人杂合以治，各得其所宜，故治所以异而病皆愈者，得病之情，知治之大体也。"温病大家叶天士也强调："吾吴湿邪害人最广"，仲景之伤寒，犹以为未足以概治南人之疾，遂有温病之发明。杨氏对此十分重视，继承了前贤有关古今时代不同，南北气候互异，用药法度确属有殊的理论，一再强调："岂能执古代北人治病之法，以疗今时南人之疾？"认为小儿之病亦随时、地、天气影响，依饮食、人事而有变化，为幼科医者，常念及此，体察细微，少有偏执，则治无不善。如果"食谷不化，不稍变通，其有未尽适合者，理固宜然"。

杨氏不仅对广东的地理、气候、环境和人体禀赋的认识颇有见地，而且无论病种、发病因素乃至治疗用药诸方面均十分注意地方性、季节性和个体差异性。例如治疗小儿燥火证，杨氏根据四时主气不同，兼挟之气亦有异而因时用药。尤其妙者，所选诸药皆为花类，也有一定的生长季节。如春天加牡丹花、玫瑰花；夏天加白莲花、莲蓬；秋天加白杭菊、素馨花；冬天加蜡梅花。四时可用象牙丝、冬瓜仁、大青叶等。目前有的生物气象学者认为，鉴于人体内部能因天气变化而引起化学变化，医生在治病时应考虑气候影响，有一百多种常用药可与天气影响一起发生作用。可见，杨氏儿科强调因时用药确有一定的研究价值。

对于继承和发挥的辨证统一性，杨氏本人也有充分的认识。如提出执此书以治儿科诸疾，"然移之远省，则因地土气候及人体禀赋之不同，或须增减选择应用……抑千数百年以后，时代环境变迁，则虽在粤省，或有不应，亦未可知，此则有待于后世学者发扬而光大之也"。

（2）重视病案总结，危重病婴住院抢救，经验可贵。我们评价历史人物的贡献，往往主要看他的实践精神及其著作的实际意义。杨氏"本普救众生造福同胞之宗旨"，把前人经验和理论知识与临床实践结合起来，凭个人50年来之经验，审知其确具实效者，择要照实录出，毫不隐秘，集成此书，"全靠磨炼得来"，"所用方药，注重实效，有从先贤诸方化裁而成者，惟仍以凭个人经验得来为多，此种经验药方，乃经多年治验，始行采入"。杨氏这种精神还体现在重视病案的记录和总结上。《儿科经验述要》第四篇附有五例病案，均叙证详细，并有鹤龄亲加按语，以及门人邹复初解释、补充。这些病案颇具独特风格，富有逻辑性，体现了中医辨证论治的特点，既是病案记录，也是杨氏本人学术特点的临床验证。如暑湿泄泻误作慢惊症与麻后慢惊症，二案同为泄泻不止。前案泄泻无度，精神困乏，初见其唇面略露青白色似慢惊证，但按脉察纹，均为实证、热证之象，故判为暑湿夹惊，治以清热祛湿为主，川连、赤茯苓、南豆衣等物，因其唇面略露青白色，故以正珠末冲服以平肝息风。后案为麻后慢惊，泄泻不止，鹤龄自按说："是症最足令人困惑者，乃在病儿唇红，脉数两类，但唇虽略红而面色青白，脉息虽数而软弱无力，且指纹色淡，其非真热可知。"故用健脾温中，涩肠止泻之法。可见同一泄泻，一虚一实，必须辨证准确，杨氏在疑似惑人处能够细辨纹色脉息，"洞察精微"，随机变化，从而审证求因，同病异治，故能效如桴鼓。通过对这些病案的分析和讨论，从中也使我们可以进一步领会、总结杨氏的学术思想和经验。

杨氏在育婴堂任职六年，其间留医病婴，多属危笃重症，杨氏"日日面对此等病婴，对于婴儿在病期中各种表情神态，乃有深切之认识，且诊断处方之后，病婴服药反应如何，所用方药是否收效迅速，有无不良影响，常见各种症候，几日可以痊愈，以至某症虽危，尚可救治，某症不可救药，概可了然于心"。"如有急症，即行施治"，"不比通常在家看症，开好药方，便毕其事，病人若不再诊，则收效如何，懵然不知也。"中医历来较少住院观察，中医病房也是近几十年才得以逐步建立，由于多种原因造成有人认为中医只能治疗慢性病，不能治急症的错觉，殊不知解放以前西医人数很少，医院更少，大量的危重病人的抢救工作都是由中医承担的，一般多采家庭病床之形式进行救治，而杨氏在婴堂任职，等于在医院抢救患儿，故其经验更值得我们珍视。

儿科经验述要

民国·大埔杨鹤龄编著
门人南海邹复初参校

清光绪两广盐运使司谕文摄影

为谕遵事：光绪三十三年六月初五日，据署经历司沈颐清禀称。窃查育婴堂向设内科医生一名，婴命攸关，极为紧要。兹报据医生杨继香于五月初三日病故，遗缺应行另选接充。查有杨继香之子杨鹤龄，年三十二岁，幼随其父研究医书，长即在堂帮同胗视。考其医学，颇有心得，于儿科尤精素谙，当经饬令到堂试胗，取阅所订药方，尚属稳慎，以之接充婴堂内科医生，实于婴孩有裨。除饬该医生日日到堂认真胗视，俟奉有批示再行给谕。常川在堂，不容旷误，其应得辛伙银两照章支给。所有育婴堂内科医生杨继香病故，拟派杨鹤龄接充，理合禀候察核事遵等由到司。据此，查东山育婴堂内科医生杨继香病故，既据该经历司查得，医生杨继香之子杨鹤龄，素谙儿科，堪以接充，应准如禀办理，除批印发及分别呈报饬遵外，令就给谕为此。谕给该医生即便遵照接充东山育婴堂内科医生，务须常川在堂，遇有婴孩染病，即行细心诊治，勿稍草率玩误。应需工伙等银由经历司核明按月具领发给。毋违特谕。

上谕给育婴堂内科医生杨鹤龄准此

光绪三十三年六月十八日

清光绪两广盐运使司经厅谕文摄影

为谕遵事：光绪三十三年六月二十五日奉两广盐运使司恩批，据本厅具禀，育婴堂内科医生杨继香病故，拟派杨鹤龄接充缘由一案。奉批禀悉，该堂医生杨继香病故，应准其子杨鹤龄接充，辛伙照章支给，务须常川在堂，不得旷误，仰即转饬知照此徽，等因奉此。合就谕遵。谕到该医生杨鹤龄即便遵照，常川在堂，遇有病婴送到，必须认真胗视，勤慎经理。至所需药料，即由该药店自行赴堂凭薄领取，无庸医生支发。该医生务体天宪保赤为怀，毋稍轻率，旷误致干重咎，是为至要，毋违。切切特谕。

上谕育婴堂内科医生杨鹤龄准此
光绪三十三年六月十八日

序（一）

　　杨公鹤龄应其门入邹君复初之请，刊《儿科经验述要》一书。余与杨公为心腹交，廿四年来医愈余之妻子，感恩戴德，联为亲谊，旋公之哲嗣复拜余为师，自是更成莫逆。今目睹其书编成，不可无数言以序之也。

　　余未习医，亦少读医书，但闻先哲之言曰：医不三世，不服其药。又曰：熟读王叔和，不如临症多。杨公习医，由其祖湘南公传其父继香公，三传至其身，得一贯之道，可谓三世矣。临症凡五十余年，可称临症多矣。十余年来，舍居与杨公比邻，见其每日自上午八时开诊，直至下午三四时始得用饭，饭后安步应各戚友义诊，废寝忘餐，寒暑无间，且求诊者任人致送诊金，遇赤贫者更赠资以购药，其爱人以德，造福社会如此。公生平慈和谦让，欲求游于其门者，均婉言却之。迩者邹君复初慕其学识，坚请授为弟子，并请将其经验心得述要汇成专书，以公诸世。公许之，此诚医界之福音，亦后学之津梁也。

　　夫天生人有谷以养其生，必有药以救其死，是视乎人之能善用药与否而已。自神农氏辨草药以治病，后人师其法对症发药者，能有几人？如吕祖得钟离祖心传，授以直玄秘诀；抱朴子以《肘后急要》而行于世；孙真人传《千金秘方》以救危殆；张长沙著《伤寒论》以饷后学，皆师承有自，经验宏富，故能着手成春。惜秘诀许多失传，后人未易得以取法耳。杨公允邹君之请，将经验经过述其要诀，首说看症用药大要，师夫古人，参以今证，其立论多为前人所未言，使阅者了如指掌。但既明用药而不明诊断。则病之表、里、寒、热、虚、实，及病在何经，亦难识别。故继说诊断，分看外症、手纹、切脉、按诊、问症诸法，再则就儿科常见之症，别为十八项，备述症状病源治法，详订方药，朗若列眉，务使后学按图索骥，一目了然。实不可多得之医鉴也。方今科学昌明，学术日精，如能择善而从，合炉而治，加以经验，自能奏效如神。语曰：学无前后，达者为师。神而明之，存乎其人，好学深思者，当知取法矣。

己丑夏日七十五叟周绍光谨序于羊城

序（二）

　　杨鹤龄先生为广州儿科名医，我二十多年前在中山大学治医时，即耳闻其名。时西医之抗生素尚未发现，小儿病，西医不能治者，杨先生每能治之。因是极引起我的注意。我常随友人挈其子女候诊，乘间窥探其诊断法，又收集其处方以资研究。我治小儿病遇有疑难，亦介绍与杨先生，借以探究其方术。此20年前事也。

　　我觉得杨先生诊断甚高明，日诊二三百人，匆忙甚，一验指纹，即能报称其症候，几乎十不爽一。有一次诊一小儿病云：病由母乳不良。盖该病为婴儿脚气，是由母乳缺少维生素B所引起。杨先生不知维生素之说，却能知其病之由于母乳不良，此不能不叹服其临床经验之丰富也。我每欲谒杨先生而问之，因事未能，为憾。其治小儿病多效，而对上呼吸道传染病，尤为擅长。所用药多为广州一带土产，为他处所不用，寥寥七八味，但分量却甚重，每能一二剂而起沉疴。查杨先生用药不过百种，常用者三数十种耳，以治小儿诸病而能应付裕余，此又不能不叹服其识病之情，知药之性而能运用自如也。夫用药犹用兵也，善用之者，兵虽少亦能以攻坚摧固。杨先生之用药亦犹是也。

杨先生虽以医名于世，但过去尚未见其有著述行世。此或由于其诊务太忙，无暇执笔之故。四年前我始见其《儿科经验述要》一书，喜不自胜，乃于密室，细细披读，觉其理论虽多玄说，但其临床经验，却极可宝贵。因爱其书，乃为之评注，将其玄说，矫正之，不足，补充之，并加入西医之治法，以资比观。该文曾逐期发表于方德华李健白二先生所主编之《国医报导》。文未完而该刊已停止出版。读者多来函催促竟其文，并嘱出单行本。无已，乃完成之，并以赠同好。杨先生原意拟续写数书，不幸于去年归道山，今遗留于世者，唯此书而已。一代名医，所留给于我们者仅此区区一册，我们应如何珍惜而研究之，使其一生心血，复得用以利济世人，此为我刊行本书之旨也。

抑犹有言者，我们不必轻言著述，能将古人名著，精选而评注之，也是一件很重要的工作。古往今来的中医著作，典籍浩繁，菁芜杂见，每使读者无所适从，望"书"兴叹。我都拟译其要者，精选而评注之，已易表达中医之精华，又可便利读者。此书之评注，乃其嚆矢耳。

　　　　　一九五五年二月梅县张公让

自序

先祖湘南公，郡庠生，喜乡居，于医学素有心得，不出问世。余自髫龄随先父继香公往省垣，时继香公承先祖之学，在各善堂及广东育婴堂当官医生之职，余随侍习医，无间寒暑。及十七岁，将年龄稍增大，考取前清官医。光绪三十三年，继香公谢后，余奉谕仍在广东育婴堂当官医生，诊治病婴，前世六年，其后因革命推翻清朝，育婴堂停办，退居家中。亲友知余对儿科研究有素，在育婴堂薄具成绩，遇婴儿有疾，辄来求治，着手成春。寻而辗转相传，踵门者愈众，不论城市四乡，识与不识，纷至求诊，却之于心不忍，遂致日无余暇，食无定时，及今回顾，垂五十年矣。其间每有以余处方平淡，力能挽救垂危，不知不觉驰誉羊城，而用药又无古方可循为问者。余答曰：此乃余个人经验，磨炼得来耳。又屡有请从余习医者，余悉婉却之。盖医者司命，术不精固足祸人，术既精矣，若乏仁慈之心，亦不足以生死人而肉白骨，以是慄慄于心，非敢自秘也。嗣识邹生复初，其人锐志医学，对儿科尤肯究心，习古今医籍至勤，仰慕余名已久，后又亲睹余多次治验，奇难顽症，拯救垂危，收效极速，执余用方，百思不得其解，遍考医籍，亦无可循，不觉心折，乃愿执弟子礼，从余深造，是由相与析疑难，释治理，凡非在书本可得之治法，余无不为邹生缕述之。为日既久，于儿科常见诸症，大致具备，邹生久请录为专书，以公诸世。夫我国医籍，浩如瀚海，卓然成大家者，亦指不胜屈，浅学如余，何敢背先贤之遗法，别立主张，以贻笑方家。然鉴于古今时代之不同，南北气候之互异，用药法度，确属有殊，则不能已于言也。古人寡欲而禀赋强，今人多欲而禀赋弱，此时代之不同也；北地高亢，南方卑湿，此地理之不同，气候之互异也。此二端者，影响人身体质至巨。徒执古代北人治病之法，以疗今时南人之疾，食古不化，不稍变通，其有未尽适合者，理固宜然。昔轩岐作《灵枢》《素问》，张仲景著《伤寒论》，后人奉为南针，然嬗至清代，江浙叶、吴、王、薛诸贤，犹以为未足以概治南人之疾，遂有温病之发明。今人执其书以治疾者，尤盛于宗古法，是时代地土之不同，影响医学者有如此。粤省之与江浙，气候地土又复不同，用药之法，不无差异，惜前人或昧而不知，或知而不肯言，千数百年来，未见有述及此者。实缘卓有学识之士，或医传数代之家，凡有辨症要点及治验效方，靡不深藏箧底，不肯示人。此乃中国人之普遍心理，非谓前人不知医也。今余本普救众生造福同胞之宗旨，凭个人五十年来之经验，审知其确具实效者，择要照实录出，毫不隐秘，以成此书。敢谓此时此地，执此以治儿科诸疾，但能认症真确，无不药到病除。然移之远省，则因地土气候及人体禀赋不同，或须增减选择应用。未经游历各处，实地试验，不敢概其必效。抑千数百年以后，时代环境变迁，则虽在粤省，或有不应，亦未可知，此则有待于后世学者发扬而光大之也。但愿此书之出，有被保赤之心，使世之婴孩，同登寿宇，企予望之。书成，爰叙其始末于此，各界同胞幸垂教焉。

己丑年春日大埔杨鹤龄序于广州旧仓巷吉祥堂

凡例

一、本书定症，共分十八编。一、脐风；二、白屑；三、风热；四、燥火；五、咳嗽；六、急惊风；七、慢惊风；八、慢脾风；九、脾虚；十、麻症；十一、疹症；十二、瘛症；十三、痘症；十四、疳积；十五、暑症；十六、湿温症；十七、痢症；十八、疟疾。儿科常见之症，大致具备。

二、本书所用方药，注重实效，有从先贤遗方化裁而成者，惟仍以凭个人经验得来者为多，此种经验药方，乃经多年治验，始行采入，阅者宜细玩之。

三、儿科诊断及论证，前贤多有此论，本书每每摘录，间参己见补充，前贤所论，不及一一注明出处，非敢掠美自大，阅者谅之。

四、本书所用药物，其中有本草所不载者，乃吾粤草药，治病卓著效能，本省同业亦常用之，非独编者个人为然也。

五、大瘛一症，清末民初之时常有之，多发现于满族人聚居之处，近年则甚少发现，年在五十以外者或曾见之，编者曾经治验颇多，特存之以备世人研究。

六、古来医方多至不可胜计，今人常用之药，亦凡千数百种，病情多变，法宜活用，本书所述，亦但举常例而已，用者于疑似之间，微妙之处，宜细心参酌变化，方为有得。

七、余处方向来药味甚少，今书中所列方药，每有在十味以上者，盖皆为对症佳品，不忍轻弃，抑亦使用者有回旋进退之地也。

八、五十年来，余临症数逾百万，治验之症，何可尽记，今择其中三数则，编为医案，附诸书末，亦聊见一斑而已。

九、本书专述儿科诸症，尚有男妇科重要治验及奇难怪症，俟异日编成，另行出版。

第一篇 儿科看症用药大要

　　余少时随先父继香公习医，日日往东山广东育婴堂看症，病者俱属婴幼，于儿科症候，因得熟习。其后继香公谢世，余再经考验，始奉谕在育婴堂继任内科医生。（按当时育婴堂设内外科医生各一名，外科医生为张文斋先生）接替继香公原职。育婴堂为清政府皇家设立之慈善机构，经费由盐运使司按月全数拨支，非同今日之慈善医院，仰给予捐款资助也。堂内有乳娘六百余人，婴儿亦如其数，分为七栅，其中六栅为健康正常者，一栅则全住病婴。此等病婴又名摇篮婴，人数或多或寡，并无一定。余每日晨早到堂诊病，看完病婴，午后可以回家休息，至下午四五点钟，再到察看，以明病婴服药后情形，如有急症，即行施治。此等留医病婴，所患者多属危笃重症，其父母经多方请医诊治，病势日深，认为已无生还之望者，乃送来婴堂，姑存一线希望而已。余在育婴堂任职六年，在此期间内，除出外看门症之外，日日面对此等病婴，对于婴儿在病期中各种表情神态，乃有深切之认为。且诊断处方之后，病婴服药反应如何，所用方药是否收效迅速，有无不良影响，常见各种症候，几日可以痊愈，以至某症虽危，尚以救治，某症不可救药，概可了然于心。不比通常在家看症，开好药方，便毕其事，病人若不再诊，则收效如何，懵然不知也。其后育婴堂停办，在家看症，来诊者亦以婴幼为多，病者父母见余看症匆匆忙忙，而所处药方，又仅寥寥数味，初时不免怀疑，服后则大见功效，每有以治病神奇见誉者，余辄笑而不答，亦有欲穷究竟，屡屡追问者，余则以"磨炼得来"四字应之。磨炼得来者，乃经临千千万万危笃之症，并非随口乱道者也。

疾病之成，乃缘六气有所偏胜所致，（细菌学说与六气互相关联，今人亦有论及此者）此即《内经》所谓亢则害，承乃济之义也。治病之法，不外察其表里寒热虚实，以平阴阳而已。故医者辨症精确为第一紧要，能辨症精确，始可以言用药，否则用药之道，亦不必谈，盖未有不识症而能用药切当者也。儿科诊断之法，本书另有专篇，宜细心参看，惟古人有云，有诸内则形诸外。婴幼有疾，外候尤显，其症之为表、为里、为寒、为热、为虚、为实，鉴别外貌，可知过半，但见其身偎母怀，鼻流清涕，咳嗽声重，是外感之病也；嗳气呕酸，恶心恶食，滋煎不安，是内伤浮食也；面白唇青，恶心呕吐，口中气冷，喜就暖处，是寒症也；面赤唇干，舌燥口渴，头面好露，扬手掷足，是热症也；面色青白无神，懒言气短，眼喜闭，睡露睛，是虚症也；两腮红，唇色焦绛，口渴不止，啼声重实者，是实症也；此皆可于诊脉前得其大概，胸中已有主意，再加按脉验纹，问明其父母见何症候，遂般与心中所见者比对，根究其病在何经，病情无所遁形矣。更有临症多则知其然，难可传述者，例如惊风之症，唇间每有一片恍惚青白之色，老于经验者，一望而知是惊风症候，再看面色神态，则更可判其为急惊抑慢惊，不待问而后知也。

至于用药之法，简言之，但求对症，便是灵丹，然对症两字，谈何容易，非浸淫日久，学验俱丰者，不易言也。何则？以寒治热，人所共知也，然肝经之热与肺经之热不同，苟执治肺之寒品，以治肝经之热症，难期收效，概可想见。故看症固须分经，用药尤须分经，倘能判定确是某经之病，即用某经之药，收效自宏，得心应手，全在此处。昔有一妇人问余，谓其子曾发热来诊，一剂热退而愈，月余后，其子又发热，为状与前相类，因畏久候，姑执旧方煎药与之，服两剂而热益炽，乃不得不来求治。而先生处方，与旧方仅一二味不同，且属平淡之品，心疑而不敢问，讵是日服药后，竟热退身凉，效如桴鼓，此理何解。余答之曰：两方同是清凉退热之剂，效与不效，全在不同之一两味，盖入经不同，其作用大异也，以此可例其余，举一隅而三隅反矣，愿学者于此深思焉。

用药如能分经，收效自速，故药味不在多，多则影响药力，反为不美。譬如心经热病，投以清心热之品，斯己对症矣，倘用药杂乱，夹入与病毫不相干之品，引入他经，则清心热之力反薄，是则非必要之品，即属无害，亦足减轻药效，安可谓是药与病无损，即可随手写下哉。况近年贫苦人多，少用一味不必要之药，即可代病者节省一分金钱。无形中亦是帮助贫病之法。故余处方通常六七味，多者亦至八味而止，鲜有在八味以上者。

治病有隔一隔二之法，婴幼体质娇嫩，应用尤多，例如小儿咳嗽，同时又泄泻频频，审其火盛，投以清肺火之剂，原属不误，惟患者服药之后，咳嗽未去而泄泻更频矣。盖肺与大肠相表里，清其肺火，热入大肠，泄泻愈甚，是未见其利，先见其害也。识者一见此症，心知肺之所以热，乃由心火上逼之故，所谓火刑肺金也，不治肺而治心，心与小肠相表里，使热由小肠而出，不犯大肠，心火既戢，肺金不受火逼，泄泻止而咳嗽亦愈。若见肺治肺，未尝见其效也。临机应变，纯熟活用，神而明之，存乎其人，日久功深，自然水到渠成矣。

医者治病，尤有当知者，凡见死症及重症，必先明告其父母或同来之人，着其另请高明。如主人深信恳求，然后尽自己平生磨炼出来之功夫，为之处方，钱财不可计较。如遇穷苦无力者，赠医赠药，亦所不吝，但求能转危为安，何愁名誉不翅，但先要言明生死无怨，并在方纸叙明，始可下药，若见危不救，则非存心济世者矣。

第二篇 儿科诊断纲要

儿科古称哑科，因小儿有病不能自言，父母家人所见，亦不详确，全凭医者消息审度，故治理较大人为倍难。然疾病之成，总不离气血脏腑，表里寒热虚实，察其神色苗窍，了然可辨。是以诊断儿科病症，四诊之中，望诊最为重要。医者先看外证，得到概念，再参以验指纹、切脉、按诊、问症诸法，逐般互相印证，再下判断，自知所患何症，某经受病，依法治之，亦无难收效。世人谓儿科难治，即难在识症也，愿学者于此多留意焉。

第一节 看外症要诀

初看儿病，应先察神，神气为一身之主，寒热虚实，约略可辨。大概热症实症，虽在病中，神色依然带旺。寒症虚症，则病气即浅，神色自见衰微。为态虽难细述，习久自然知之。次看唇，深红而亮为风热；红而焦暗为燥火，为实热；淡黄色浅为虚湿，淡黄色深为湿热；淡白为脾胃虚寒，枯白者则脾土已败，不治。次看舌，无病乳儿舌上往往有乳汁附着，呈白色，此为乳苔。白苔薄者为外感风邪，厚者为胃中湿浊，黄苔不干者为湿热，干而起刺者则热已结里，黑苔润如水者为寒甚，枯焦者为热甚。舌上无苔，舌色红绛为心火炽烈，舌色淡白为虚寒也。又乳儿舌色红绛，舌上满生白屑如粉状，甚则密布牙肉，延至喉头，此名白屑，又名鹅口，乃肺脾湿热也。次看鼻，有涕水为风热在肺，鼻干无涕为风热闭肝。鼻孔开张，出气多，入气少，宜分看，若初病见此，多由邪热风火挟痰壅塞肺气使然；若久病见此，则为肝绝，不治。次看眼，有泪水为风，有浆为湿热，眼白黄为湿盛，眼白红为肝肺火，眼白蓝为肝风，若眼直视或上视为肝风盛将发肾之候，若眼瞪睛定为肝风甚，难治。眼睛暗而无神为肾虚，睡时眼露睛为脾虚或惊风未定，甚则成慢惊慢脾症。次看耳，耳背有纹现为麻痘疹之先兆，小儿出麻，耳背每先一二日隐约可见细碎微点。次看头发，发色乌润稠密者为体壮，稀疏带黄者为虚弱，或有脾虚盗汗之症，疏落生穗为疳积也。

第二节 验指纹要诀

外证看完，心中已有主意，先将自己左手把住儿手食指，用右手从指甲起向下轻轻一抹，待指纹现出，定眼看清。男儿先看左手，后看右手；女儿先看右手，后看左手。纹易见为浮，为病在表；纹隐约不易见为沉，为病在里。表里之病，以此判之。再看纹色如何，如红黄相兼为平安无病，淡红为寒。紫为热，青为惊，淡而带白为虚，为疳，模糊不现为惊，若现黑色，则为危候，纹开长丫为积滞，开短丫为惊。小儿病症，由此推断。譬如纹浮而紫为风热，纹沉而紫为里热，再有夹见，亦照类推。又两手部位所主，应连同参看，

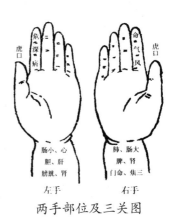

两手部位及三关图

如左手纹浮紫为肝经风热，左手脉亦必浮数。右手纹浮紫为脾经风热，右手脉亦必浮数。脉纹相应，其余亦照类推。纹在风关为病浅，在气关为病深，在命关则病已危急。其纹直透三关者，每多不救，若起病未久，纹在气关或命关现出，其色浅红带白，看外证脉候，尚非严重，此非不治之症，乃因是儿体质积弱已

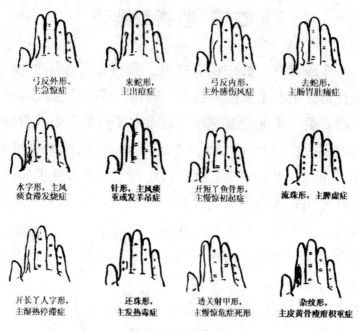

弓反外形、主急惊症　来蛇形，主出痘症　弓反内形，主外感伤风症　去蛇形，主肠胃肚痛症

水字形，主风痰食滞发烧症　针形，主风痰重或发羊吊症　开短丫鱼骨形，主慢惊初起症　流珠形，主脾虚症

开长丫人字形，主湿热停滞症　还珠形，主发热毒症　透关射甲形，主慢惊危症死形　杂纹形，主皮黄骨瘦疳积重症

小儿指纹主病图

久之故也。至于纹形主病，古来诸说太杂，其中有临症数十年亦未经一见者，亦有虽偶一见之，但所主病与古说不相符合者，故前人所论，未可完全凭信，兹择较为常见而主病尚属有准者，得十二种，制图列下，以备参考。

第三节 切脉要诀

看外证及验纹已毕，心知是何病症，再将左手执住儿手，以右手大拇指按儿脉门，诊其脉息，小儿之脉，无病时大率一息五六至。多则为数，少则为迟。盖小儿为纯阳之体，与大人脉息不同也。至于脉浮为病在表，沉为病在里，数为热，迟为寒，则与大人同一看法。若浮而数者为风热，浮而滑者为风痰，沉而数者为里热，沉而滑者为食痰，沉而迟者为里寒。某部位见某脉主某脏某病，皆可类推、并应与指纹同参，方为有准。又壮实小儿，脉息有力；虚弱小儿，脉息无力，此为虚实之据。补泻之间，尤应细心参酌也。

第四节 按诊要诀

脉息既明，更行按诊，先以手掌按儿额，有无身热及热势如何，自然知之。次按手足，以验冷热，凡手背热，手心凉者，为新感证；手心热，手背凉者，为伏气证；手热足冷，汗多，为暑湿证。次按胸腹，按之前，医者应先温其手；否则病儿受惊，腹壁变硬，不能准确。初时轻轻按捺，继则渐渐加重，以审病情。胸腹坚硬拒按者为实证，或有积滞腹痛，柔软喜按者为虚证。灼手者为热，手觉冷者为寒，又有儿腹皮薄筋露，气胀如鼓，叩如卜卜声音，气郁有湿滞也。身体其余各部，亦应一按其冷热，遍身俱热为外感病；腹热足冷为伤食病；足热额冷受惊所致。若耳足皆寒，头身发热，为痘疹将作之兆。

第五节 问诊要诀

凡问证应先问其身热日重抑夜重，抑或日夜一般。日夜俱热，清涕鼻塞者，风热也；若外无风证，日夜俱热，则为壮热实热；日轻夜重者，内热虚热也。其症有因伤食、伤湿、伏火、阴虚、阳虚等而致，应细辨之。又有潮热，依时而作，如潮水之应期涨落，亦是虚热。如夜间出虚汗，身发微热，则为心脾虚热。又有先冷后热，有期而作者为疟疾，无期而作者为寒热往来。俱是邪在少阳经也。次问其有汗无汗，汗多汗少，汗多表虚，无汗表实。又汗非表症独有，火盛或虚证宜常有汗，不可不察。次问溲便，小便清长为里邪未甚，短黄为有热，短赤为热甚，有小便在地立即作白浆状者，为湿热之甚。大便秘结为内热实热，如有泄泻，则应究其形状颜色，如有渣有水，状如蛋花，呈青黄色者为风热，独泻黄水为湿热内热，独泻白水为脾胃虚寒。有此宜慎防成慢惊慢脾症，泻屎糊或黄或白，其味酸臭者为积滞。又有泻溏者，白溏为气分湿热，红溏为血分湿热，黄溏为脾经湿热，次问其渴与不渴，大渴引饮为实热，渴不多饮为湿热，渴喜热饮为风证，渴喜冷饮为火证。先渴后呕为水停心下，脾胃不和，先呕后渴为胃滞不化，胃火上冲。肝胃不和，虚寒之症，则多觉口淡而不渴。又次问睡眠，嗜睡恶饮为脾多积湿，睡中咳嗽为痰滞食积，睡中手足跳动为有惊，神昏沉睡为心窍内闭。朝热暮凉，夜可安睡，为邪在阳分；朝凉暮热，夜不安眠，为邪陷阴分也。

第三篇 儿科证治

第一节 脐风锁喉症

　　小儿初生疾患，原有多种，最危急者莫如脐风锁喉症。近年接生手术日精，此症患者渐少，但乡村地方仍时有发现。治疗之法，亦不可不讲求也。

　　脐风之为病，最为严重。一起即不吮乳，一二日即告不治。此症由断脐之后，水洗失宜，受水湿所侵，由脐吸入，或有由胎中受风，断脐时脐水倒入而致。小儿出世后约四五日，脐带当脱，脱脐后数小时中，为最容易感染此症之时期，脱脐之前及脱脐后数日，永无此症

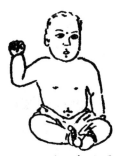

脐风灯芯火部位图

发生。故俗称三朝七日危险症。其病一发，来势甚速，患儿脐突肿烂，身体重著，四肢硬直，口撮多啼，故名脐风锁喉症。同时口吐痰沫，不能吮乳，牙关紧闭，甚则手足搐搦。若见脐边微观紫黑，时有撮口，神脱气冷，日夜啼哭不止，立即照附图部位，每处下一燋火，共下八燋火，牙关自开，即能食乳，但此时不宜

饱食，暂以滚水代乳更妙。并参照后方服食一二剂，其症即愈。若要小儿平安，当脐带脱落之时，虽无病亦照附图部位，下灯芯火八燋，可无此症发作。余治此症经验颇多，特绘明图附载于后。

图中有圆点之处，即为下火部位，计眉心、人中、承浆、肚脐正中及离开肚脐约半寸之上下左右各一燋，共计八燋。余经手治愈此症颇多，深知此症必须施用灯芯火，始有转机，不可轻视之也。

灯芯火用法：用灯芯蘸生油，以纸轻轻揩抹，使油勿太多，点火，对正部位燋之，燋时迫迫作声，灯芯火自然弹开，则风退而病自减矣。

脐风锁喉症用方：

施用灯芯火后，内服药以祛风为主。

防风钱半　荆芥钱半　谷芽二钱　柴胡一钱　蝉蜕花一钱　僵蚕一钱　香附一钱　枳壳钱半　大腹皮二钱　白芍钱半酒炒　五灵脂二钱　干地龙一钱炒

风重选加全蝎一钱　天麻钱半　川芎钱半

痰多选加胆南星一钱　法半夏钱半　竺黄精一钱　川贝母一钱　北杏仁二钱　淡秋石二钱

封脐可用冰片五分　姜灰二钱　枯矾二钱

上列三药共研细末封脐。

病减，身有余热，可用下方：

干地龙<small>五分炒</small> 钩藤<small>五分，不宜重</small> 川连<small>五分</small> 淡竹叶<small>五分</small> 花粉<small>一钱</small> 竺黄精<small>五分</small> 浙贝<small>钱半</small> 麦芽<small>二钱炒</small> 赤芍<small>钱半</small> 厚朴<small>四分</small> 木通<small>钱半</small> 灯芯花<small>一九</small>

第二节　白屑

白屑又名鹅口，亦为小儿初生疾患之常见者，但此症并无危险性，初起时由喉头边及牙床肉现出白点，继则蔓延满口，密布舌上，连成一片。或重重叠叠，微有痛苦，故患儿每多啼哭不乳，或夹见咳嗽，身发微热，无论体健或体弱之婴儿，均有患之。旧说谓此因胎热蕴蓄心脾而成，其实非也，乃由胎中受湿热，聚于肺经，肺火上炎之故。治法以清湿热，降肺火为主，不可用升提之法。除服药外，并宜用新京青布裹指蘸硼砂水拭洗，再以白屑散涂之，二三日即愈，乳食如常矣。此症有在出生后二三日即患者，三岁以上之小儿，则甚少患之。

白屑症用方：

云茯苓<small>三钱</small> 淡秋石<small>钱半</small> 硼砂<small>钱半</small> 人中白<small>二钱</small> 赤芍

钱半 生甘草四分 竺黄精一钱 麦冬一钱去心 滑石钱半 咸
竹蜂四只，研冲去渣 象牙丝三钱

　　湿重选加猪苓二钱，泽泻钱半，赤茯苓二钱。

　　热毒重选加青黛二钱，川连一钱，黄柏五分，元参
二钱，生甘草四分。

　　身热选加生石膏钱半，知母一钱，丹皮一钱。

　　兼见咳嗽加北杏仁二钱，浙贝母二钱。

白屑散方：

　　大梅片五分 硼砂三钱 川连一钱 青黛三钱 人中白二
钱 辰砂一钱

　　上列六味，共研细末为散，用少许涂患处，每日
数次，无有不愈。

第三节　风热

　　小儿风热症，每年春夏间为多。盖春温夏热，时
气使然也。病由外感风邪而起，或缘外邪化热，或缘
外邪引动伏热，腠理闭塞，体温不得宣通，故外候终
日发热，热度早晚无大差别，唇色深红明亮，肺气为
风热所闭，呈鼻塞之状，大便或日泻二三次，状如蛋

花，青黄色，或不泻，此因肝风克脾土之故。其不泻者，脾旺不受克也。初起时舌上无苔，或微有薄白苔，两手脉必浮数，左手尤甚，指纹亦必浮紫。亦以左手尤甚。脉浮主风，数则为热，纹浮主表，紫则为热。左手以候心肝二经，病由外邪引动肝风心火相合而成，故左手尤显而易见也。

小儿体属纯阳，皮毛最疏，极易伤风。伤风之后，热又必重，故常患风热之症。此症与冬令外感风寒不同。一是风寒，一是风热，寒宜温，热宜凉。故治法宜以清凉疏散为主，佐以平肝泻心，则病自除，不可用燥火或辛温发汗之剂也。古人医书中，称此症为风温，温即是热，风热两字，意义较显，且为粤人所习闻，故采用之。

风热症用方初起宜用：

防风二钱　薄荷五分后下　连翘壳二钱　枇杷叶二钱，去毛　北杏仁二钱　竹茹二钱　竹笔六枝　黄芩钱半　白薇草二钱　前胡一钱

如表已解而热不退，可用下方：

蝉蜕花三钱　川连一钱　干地龙二钱　象牙丝四钱　生谷芽四钱　竺黄精钱半　禾秧四钱

如热仍不退，是夹有湿滞也，用下方热必退矣：

银胡钱半 苇根三钱 法半夏二钱 赤茯苓二钱 麦芽四钱炒 冬瓜仁三钱 象牙丝四钱 素馨花二钱 白莲花三钱 蜡梅花二钱 玫瑰花二钱 布渣叶三钱

有日间已退热，夜热不退者，可用下方，虽久热二三月亦可退烧：

石斛二钱 土石二钱 银胡钱半 素馨花钱半 珠末一分冲 白莲花二钱 糯稻根四钱 布渣叶四钱 川红花二钱

热重可用羚羊角一分。

伤津可用花旗参钱半。

第四节 燥火

小儿属纯阳之体，又好食煎炒燥热之物，积久而成热，热即是火，火生于心，故心火常炎，致生燥火之症。一年四季皆有之。外候身热渴饮，夜间热增，甚则时发谵语，面目红赤，口鼻干涸，眼屎黄结，唇色深红焦暗，大便秘结，或热迫大肠而溏黄，小便短赤，种种见证，无非燥火之象，皆由内热薰蒸，津液受灼之故。此时舌苔已现干黄，指纹沉紫，脉象洪数，此阳证似阳，辨识自易。

亦有寒热往来，手足时冷时热，昏睡沉沉，食入即吐者，此则寒热难决。但细心辨认，见其唇红舌干，小便短赤，口渴引饮，指纹紫色，脉数。可断定仍是热症，其所以有寒热者，乃火风煽动之象，食入即吐者，乃胃火上冲，而非胃家有寒。昏睡沉沉者，乃热闭心窍，又心与小肠相表里，心经有热，故小便短赤也。此阳证似阴，全凭医者识见。

风热，热也；燥火，亦热也。然治法大不相同，风热症虽有伏热，亦由外邪引动而起。故初起必须疏风方能退热，若纯用凉药，反足冰滞风邪，病难得解。燥火症乃因伏燥伏火发作而成，必须清凉内解，勿用表药及燥热之药。治法以泻心经之火为主，以防热入心包。此外，察其热在某经则用某经之药。此症因内热炽烈，故指纹必粗而色紫，两手脉数而有力，极易辨识也。

燥火症用方：

川连一钱 栀子钱半 黄芩一钱 元参三钱 连翘壳二钱 白薇二钱 泽泻二钱 佩兰叶一钱 淡竹叶钱半 薄荷四分后下

春天加牡丹花半朵，玫瑰花五朵。

夏天加白莲花一朵，莲蓬一个。

秋天加白杭菊_{三钱}，素馨花_{二钱}。

冬天加蜡梅花_{三钱}。

四时可用象牙丝_{三钱}，冬瓜仁_{三钱}，大青叶_{三钱}。

渴甚加雪梨皮_{三钱}，花粉_{三钱}，葛根_{一钱}。

咳嗽有痰加北杏仁_{二钱}，桑白_{钱半}，花粉_{三钱}，川贝_{二钱}，鲜杷叶_{三钱去毛}。

热重或有瘰疹加犀角_{一分}，大青叶_{三钱}，冬瓜水半盅冲服。

第五节　咳嗽

咳嗽一症，小儿感染最多。盖肺本娇嫩，小儿内脏未充，更易受邪。流连失治，每酿大患。凡有声无痰谓之咳，火烁肺经也；有痰无声谓之嗽，气动脾胃之湿也；有痰有声谓之咳嗽，痰与火动而成也。咳出于肺，痰生于胃，追溯其源，咳嗽以肺胃二经之病为多。大人则略有不同，始由伤风入肺而致咳嗽，或因人事忧郁抑结，肝火上升，损及肺金，日久酿成肺痨之症。

小儿最常见者为风热咳嗽，因肺受风热而起，外候必有风热证据，或身常发热，或清涕淋漓，眼有泪水，咳声颇重，连咳数声而痰始出，此因肺经感受风热，风痰闭滞之故也。年龄过稚者则每不能将痰咯出，治法以辛凉疏解为主，可参看风热症治法，亦有因风痰上涌，人事迷闷如厥者，此与肝风惊厥有别，治以下痰疏肺退愈。

燥火咳与风热咳不同，病由燥火烁肺而成。肺经热邪壅盛，外候鼻干思饮，干咳无痰，或发热或不发热，自汗，甚则声音沙哑或失音。盖肺受燥火，故干咳；肺通窍于鼻，肺受火迫，故鼻干；肺主皮毛，肺有郁热，发于皮毛，故自汗；又肺主声音，肺气受火刑，故声音沙哑；治以疏肺清燥，咳去声开，而汗亦止矣。

小儿咳嗽，上述二因最为常见。此外因惊痰食痰而致咳者，亦时有之。惊痰咳嗽，外候必有急惊症候，以定惊除痰为主，可参看急惊风治法。食痰咳嗽，外候必有呕吐或泻屎糊，治咳之中，宜佐以消食药。又有寒咳，咳时每作呕吐，连接不止，呕出之痰白色，或呕白泡白水，甚则连饭亦呕出，夜后较重，气喘或不喘，但痰水必多，此症万不可食寒凉之品，生果菜蔬，均宜暂时戒食。

近世有所谓百日咳者，又名鸡咳，咳时喉中痰鸣如鸡声，故名，初起身有微热，稍后则热退而咳反转剧，作时面赤握拳，连串咳至数十声始止，或呕或不呕，甚则小便随下，乃因风热入肺所致。我国古代医书无此病名，惟有一种名百晬咳者，与此相类。百日咳之名，或由此转变而来，亦未可知。按百晬咳俗名吼症，因乳痰积结，肝肺燥热所致。小儿出世后百日而作者为最重，亦有半岁一岁而作者，总因肝肺火郁，薰蒸气管而成。治以清肺化痰，气管不受薰蒸，咳自止矣。此症若果失治，患儿肌肉消瘦，久则酿成肺疳，不可不注意也。

咳嗽症之指纹，通常右手必较左手为现，因右手主肺之故。病儿若见此纹，有咳无疑。纹浮紫为风热，沉紫为燥火，开长丫为食痰，短丫为惊痰，鸡咳则常见文身粗大，两手脉浮沉皆滑，浮滑为风痰，沉滑为湿痰、乳痰，更看有力无力，以分虚实。

《内经》云：五脏六腑，皆令人咳。然咳不离于肺，有因肺经郁热，亦有因肝火心火蒸迫肺金者。其次宜在胃经着意。理热痰在肺，理寒痰食痰在胃。斯得之矣。

风热咳症用方：

防风钱半　薄荷五分后下　北杏仁三钱　冬桑蓇钱半　连翘壳二钱　枇杷叶二钱去毛　北细辛四分　芒果核三钱　胡麻

仁三钱 生甘草五分 甜葶苈二钱 生雪梨皮四钱

燥咳症用方：

生百合三钱 款冬花二钱 旱莲草三钱 北杏仁三钱 鲜竹茹二钱 鲜杷叶二钱去毛 白果肉三钱 素馨花二钱 夜香花二钱 白芨二钱 白芍二钱 白蜜糖半盅冲

痰多咳喘用方：

杏仁霜三钱 瓜蒌霜三钱 桑白皮二钱 川贝母二钱 黄芩钱半 法半夏二钱 款冬花钱半 甜葶苈三钱

燥咳日久用方：

柿霜四钱 仙鹤草三钱 芒果核四钱 猴子枣一分冲 夏枯草三钱 南杏仁三钱 薄荷五分后下 干竹茹二钱 雪梨汁半盅冲

如见血加童便半盅冲服。

鸡咳症用方：

北细辛五分 生百合三钱 人中白三钱 白果肉四钱 款冬花三钱 咸竹蜂四只研冲 淡秋石二钱 北杏仁二钱 桑白皮钱半

呕吐选加生姜汁十滴，干竹茹二钱姜汁炒，法半夏钱半。

肺燥选加雪梨汁半盅，桂林马蹄汁半盅，生藕汁半盅，白蜜糖半盅。

见血选加蒲黄三钱，黑山栀三钱，荆芥炭三钱，地榆三钱，生地二钱，侧柏炭三钱，旧棕炭三钱，田七钱半。

寒咳症用方：

三蛇陈皮一分后下　细辛五分　法半夏三钱　竹茹二钱姜汁炒　款冬花三钱　白果肉四钱　麻黄五分　桂枝钱半　橘红花五分　北杏仁三钱

寒重痰多用下方：

台乌药二钱　干姜一钱　熟附片二钱　玉桂心二分焗　苏子二钱　胡桃肉五钱　阿胶一钱　煨姜二片　三蛇陈皮二分后下

第六节　急惊风

小儿急惊风症，外候身发壮热，手足惊惕，牙关紧闭，或两手握拳，或两手搐搦，眼上视或直视，喉中痰鸣，声如曳锯，不省人事，势极凶险。此症之病因及治法，前贤议论纷纭，颇不一致。此处未暇细举，据余经验所得，言病因者，以惊风痰热四证之说为合理。盖壮热者，心肝二经之热也；惊惕者，心惊也；牙关紧闭两手握拳或搐搦者，肝风火动也；喉中痰鸣者，痰盛也。所谓心经热盛则生惊，肝经风盛则发搐，风动痰涌，乃成急惊风之症矣。

此症指纹必现紫色，或兼开短丫，或三五条不等。脉则浮滑而数，或见洪数。纹紫为热，以夹惊，故开短丫。脉浮为风，滑为痰，洪数则为热也。

治法平肝风，清心火，定惊除痰，足以尽之。肝风平则搐搦止，心火清则壮热退，益以惊定痰除，各候皆去而病愈。然有不可不知者，此症之风，乃肝风也，凡惊必入肝，故肝风自生，此种内风，可平可息而不可祛不可散。若用辛散之品以逐风，则风愈动而火愈炽，其病不但不减，且必势成燎原。所谓差之毫厘，谬以千里，愿学者神而明之。

治急惊风用药以清凉去肝火为主，佐以化痰定惊，病无不愈，切不可用燥肝之药为要。患儿抽搐大作时急救之法，由大人口含生油，用手掩儿双目，当面喷一口，随用干布抹去油腻，然后以童便半茶杯饮之，抽搐即止。继服下方可愈。

急惊风症用方：

猴子枣一分冲　珠末一分冲　干地龙三钱炒　宽筋藤三钱
丝瓜络四钱　厚白芍三钱　素馨花三钱　金汁水五钱冲　蝉蜕
花四钱

热重选加羚羊角一分平肝清热，玫瑰花三钱清肝热，
象牙丝四钱清肝热，茅根二钱清肝肺热，花粉二钱清肝肺热，
竺黄精二钱清热化痰，灯芯花三丸安脑清心，蜡梅花二钱清
热解毒，布渣叶四钱清热滞，鲜竹茹二钱清热化痰，有呕用姜
汁炒，龙胆草钱半泻肝，无大便方可用。

风重选加天麻一钱去肝风，白蒺藜钱半去肝风，陈胆
星钱半去风痰，豨莶草二钱息风。

痰重选加牛黄一分极化热痰，北杏仁三钱化痰，淡秋
石二钱降痰，人中白三钱降痰，咸竹蜂四只降痰热。

惊重选加珠末二分定惊清热，茯神三钱定惊，纹银一
锭定惊，灵芝草一钱定惊。

第七节　慢惊风

慢惊风一症，外候急惊风证候已具，更加吐泻不
止。或单独泄泻不止，所泻者或为黄屎水，或为白屎
水，手足冷，发厥或不发厥，唇色淡红而亮，眼眶微

陷，眼白现青蓝色。此病有由急惊风误用泻药或过于寒凉之药，转变而成。亦有因小儿平素脾土虚弱，多食寒凉之品。初起即成者，总因脾胃虚弱，肝风太重之故。脾主四肢，肝风传脾，脾受克，不通四肢，则手足冷或发厥。厥为风重，胃受风则吐，脾受风则泻。至于所泻屎水，黄色者尚微带热，青白色者为纯寒，绿色者为惊重。此病因风重之故，指纹浮现而色青蓝，右手指纹常见参差紊乱，亦有两手指纹作弓反内外形者，弓反内者轻，弓反外者重。脉则多沉迟或沉紧无力，沉迟为内虚，沉紧为内寒也。

治法以急止吐泻为首要。吐泻得止，病势方为有转机。就通常而言，有身热者难治，无身热者易治。如身发热、呕吐、手足冷、泻黄色屎水、口干、鼻燥，为难治。因患儿脾虚热盛，病因复杂，两相妨碍。如退热则碍于脾虚吐泻；补脾则碍于热盛，是以难治。如身无热则可用峻剂补脾，用药毋须顾忌，故易治。又此症吐泻并作者为脾胃两伤，难治，如吐而不泻，为胃伤而脾不伤，或泻而不吐，为脾伤而胃不伤，则较易治。气大喘或干呕无物者危，泻不止，眼眶深陷，气喘不定者更危，惟用大补扶阳之剂急救，并参用慢脾风封脐法，亦有生者。为医者必要剑胆琴心，尽力挽救危殆，药而有应，受者当感再生之德耳。

慢惊风症用方初起宜用：

白术五钱土炒　云茯苓四钱　法半夏三钱　煨肉蔻三钱　罂粟壳三钱　破故纸四钱　珠末一分冲　干地龙三钱炒　公丁香五分　旧陈皮五分　木通二钱　煨姜二片　大枣二枚

如服前药泄泻不止，或初起即重者，可服下方：

赤石脂五钱　禹余粮五钱　炒北芪三钱　三蛇陈皮二分后下　石榴皮四钱　炮姜二钱　胡桃肉四钱　番石榴干四钱　防党参三钱　炙甘草五分　茯神三钱　伏龙肝五钱。

寒重可加熟附片五钱，玉桂心二分焗，干姜一钱，大枣二枚。

呕甚可加煨生姜三片，藿香梗三钱，春砂仁五分，川厚朴五分。

作渴可加北五味五分，乌梅三枚以上，泻未止时用，花旗参二钱，泻已止时用。

扶脾选加石莲肉四钱，淮山药三钱，高丽参二钱米炒（或用人参一钱）。

第八节　慢脾风

慢脾风为儿科一极症。病由慢惊风失治，传变而来。小儿平素脾虚气弱，失于调理。已常多消化不良或泄泻屎糊之病，积弱已久。一朝暴发，即成慢脾风者，间亦有之。外候前述急慢惊风之证候已见，更加呕吐及泄泻白屎水不止，手足常冷无温，唇色淡白，不饮食，不语，闭目亡魄，气微欲绝。此因惊风之病气已全入脾，脾胃已全为肝风所克，故呕吐泄泻不止，单独泄泻无度而不呕吐者亦有之。不饮食、不语、闭目亡魄者，气将绝也。种种见证，势已濒脱，治法惟有重剂温补脾胃，涩肠止泻一途。服药后若泄泻得止，手足渐渐回暖，尚有挽救希望，否则必死无疑，实儿科最危重之症也。

此症之指纹，最难凭验，或隐或现，或见或不见，盖五脏之气已乱，不如平常之有准。脉息亦浮沉有无不定，惟细心辨之。若脉虽微弱，但尚不乱，重按至底，迟而有力者为有望，若浮泛无力，且已紊乱，重按则不见，此为散脉，难有生望矣。又脉息浮沉俱无，患者未死，姑尽人事急救，服药后脉微续者生，暴出全现者死。盖脉微续者，元气未绝也。突然暴出全现者，元气尽泄也。

急惊风、慢惊风、慢脾风三症，虽各有病因，惟病气相连，往往传变。然急惊风之症，若非医者过用寒凉，或重剂攻下，伤败脾胃，尚鲜变为慢惊风。至由慢惊风失治而传变为慢脾风者，则常常有之。惟精

于儿科者，则见病愈病，病除而健康复，安有传变之
患哉。

慢脾风症用方：

玉桂心三分煽　熟附片五钱　炮姜二钱　白术五钱土炒
破故纸四钱　煨肉蔻三钱　云茯苓四钱　灶心土六钱　炙甘草
八分　淮山药三钱

如泄泻不止，再用下方：

土炒白术一两　人参二钱米炒　黄芪三钱炒　禹余粮四钱
赤石脂四钱　吴茱萸三钱　诃子肉三钱煨　公丁香五分　三蛇
陈皮二分后下　云茯苓六钱　法半夏三钱　干姜二钱　补骨脂
三钱　大枣三枚

慢脾风症止泻封脐用方：除服药外，同时可用本方封
脐，以增药效。

吴茱萸一两

上药研粗末，置于热饭约大半碗之上，覆盖肚脐，
用疏布封好。

又方：

胡椒三钱　丁香三钱　肉蔻三钱

上药共研细末，用灰面及三蒸酒搓成团，作饼子

如碗口大，紧贴肚脐，有起死回生之功，热敷更妙。

又方：

用重约半斤之生鸡仔一只，连毛开肚，不去肠脏，以麝香一钱入鸡肚内，即将鸡肚张开，覆正肚脐，以布带绑束，约三四点钟之久，始可解去，泄泻必止，救急之法，百发百中。

第九节 脾虚

脾虚者，脾胃虚弱也。小儿肝常有余，脾常不足，症亦多见。外候似属无病，但见唇色淡白或带黄白，食欲不振，精神萎靡，身体怠倦，不好游戏。此因唇属脾，脾虚气弱、或受湿邪，故唇色淡白或带黄白。脾土既虚，消化自属不良，故食欲不振。食欲不振，营养缺少，体倦神疲，理所必然。此系就病轻证状而言，倘更因伤食伤湿，则见呕吐泄泻之证，或因脾虚生内热而见潮热蒸热，或自汗盗汗之证，此时病已较深一层，脾虚证诀，更为明显。倘更进一步，或因肝风盛而成慢惊慢脾症，或由乳积食积而成疳积症，或因湿邪郁聚而成痢症、疟疾、痰症、肿胀种种病端，莫不由脾虚酿成。故小儿脾虚，初时虽无大碍，但切不可忽视，宜于无病之时，调理脾胃，以杜疾作。

脾虚为里药，指纹不浮而沉，沉而淡红为虚寒，沉紫为内热，开长丫为夹食，开短丫为夹惊，水泻则见鱼骨形指纹，脉息亦沉迟无力，沉滑为夹痰，沉紫为内寒，沉数为内热也。

治法宜大补脾土，但补脾之中，须兼平肝木，使肝气不致过盛，预堵克脾之路，以防慢惊慢脾症发生。至于脾虚积滞，则宜佐以消导药。

脾虚症用方：

如但觉脾虚，并无他病，四君或六君子汤亦可长服。

防党参三钱　漂白术三钱　北芪三钱炒　云茯苓三钱　淮山药三钱　法半夏二钱　旧陈皮五分　炙甘草五分　白芍药二钱炒　肇实四钱

呕吐选加川厚朴五分，藿香梗钱半，干竹茹二钱姜汁炒。

泄泻选加破故纸五钱，胡桃肉五钱，煨肉蔻三钱（参看慢惊风慢脾风治法）。

潮热选加花旗参一钱，石斛二钱，干地龙二钱炒，蝉蜕花三钱。

积滞选加鸡内金三钱，谷芽三钱炒，麦芽三钱炒，糯稻根四钱。

自汗盗汗加煅牡蛎三钱、北五味四分、浮小麦三钱，或用黑糯米煲粥，食二三次，不论老人小儿，夜汗即止，不可轻视。

自汗盗汗外扑法：用麻黄根、龙骨、牡蛎各等分共研极幼末，以疏布袋载之，向汗处扑下如傅粉状，数次即止。

第十节　疹证

疹者，古谓感天地间沴戾不正之气而成，故名之曰疹。与麻虽属同类，然亦有别，常人则混而为一。今外省人称麻曰正疹子以别之。疹有红疹白疹之分。红疹因血分郁热而发，皮肉通红，周身红点细幼，现于胸背最多，手足次之，头面亦有。或发热或不发热，初起即宜疏托，次用轻清解毒之剂，便可痊愈。又有心火灼肺，兼外受风湿而发者，红赤多痒，隐皮肤中，名曰隐疹。宜疏风散湿，清热解毒，无不愈者。

白疹外省人或称白㾦，乃湿停热郁之证，多见于湿温病中，亦有四时染病而发不等，满身如嵌小珍珠状，胸背独密，外兼身热干咳，治以去肺中湿热，心经伏火之主。但不可用苦寒之药，否则反致冰伏。白疹属气分之病，较红疹为轻，但久病见此，其色枯暗者，乃因气血衰弱之故。宜斟酌病情，参用培气活血之药，方可统危为安。医者务宜临机应变也。

红疹症用方：

初起宜疏托，本方可服二日。

防风二钱　荆芥二钱　牛蒡子二钱　赤芍三钱　浙贝母二钱　赤茯苓三钱　杭白菊三钱　连翘壳三钱　枇杷叶钱半去毛　素馨花二钱

如身热未退，再服下方。热已退亦可服。俾余毒得以清解。

蝉蜕花四钱　干地龙二钱炒　川红花二钱　紫草茸三钱　象牙丝四钱　蜡梅花二钱　鲜竹茹二钱　北杏仁二钱　糯稻根四钱　天花粉二钱

痰多可加牛黄五厘冲，竺黄精二钱。

热盛可加西藏红花五分焗。

夹滞可加谷芽三钱，莱菔子三钱。

白疹症用方：

桑白皮钱半　津桔梗二钱　淡竹叶三钱　赤芍药三钱　前胡二钱　赤茯苓三钱　浙贝母三钱　象牙丝三钱　南杏仁三钱

其余可参看红疹症治法，但久病之体，气血衰弱，白疹色泽不华而枯暗者，宜细察病情，参用培气活血之药，如当归、北芪、鹿角胶、首乌、赤芍、赤茯、白术等品，方能收效。

第十一节　麻症

麻与疹同类，亦是疹点，但细察之，作一对对之状，较疹略疏略大，顶尖，扪之阻手如有刺，其状如麻，故名。此因小儿内蕴胎毒，外感时行而发，人必发一次。故吾粤称为"造麻"，隐含有必经阶段之意。初起发热、咳嗽、鼻流清涕，与外感伤风无异，此时颇难分别。投以疏解之剂不应，便须防其出麻。若眼皮略肿，眼睑红赤润湿似有泪，可决其将出麻无疑。二三日后，身热渐增，咳声重浊，麻点初现。通常每于两耳前后或额部先见，继则头面、身部、四肢俱透。此时患儿极为辛苦，神疲嗜睡，口渴索饮，不思纳食，甚则咳声频密，呼吸急促，心中烦闷，又二三日后，麻点开始收回，此时热亦渐减，咳声较疏，人神徐徐恢复。再过二三日而愈。此症之指纹，多见浮紫，脉亦浮数。若指纹色淡，脉息无力者，患儿平素体质虚弱，须防其难于透发。

治法以疏托为先。盖麻毒内蕴，必须充分使其透发，始有外泄之机。故未见点之前，及初见点之时，只宜疏托，不可骤用苦寒，否则反有冰伏难出之患。及见麻点已将透齐，又不可再行疏托，宜改投清热解毒之剂，以清热毒。口渴甚者，更须佐以甘寒生津之品，自始至终，不能用分厘燥药，此治麻用药之次序也。

精于治麻者，麻点收回后，发热咳嗽各证均退，并无余患，但或因病儿家长不注意调护，或因医者不能及时清解余毒，麻后往往发生他病。有余热不退者，有咳嗽不止者，有变症而成肺喘或痢症者，甚则有作惊搐者，种种不一。此时病儿体质已弱，证候每觉严重，治理较出麻时尤为困难，当察其偏胜，清解余毒，以作补救。

麻症有顺逆之分。凡头面先见多见，全身及手足亦有，颗粒分明，色红鲜艳，有若桃花，神态安详者为顺；如腹背及手足虽见，独头面不见，或虽见而极稀疏，或颗粒模糊，神态焦躁不安，或已出而忽然隐没者为逆。麻色淡红而带白者为气血不足，紫暗者为血毒壅盛。

麻症固须医药治疗，调护是否得当，亦至关重要。

凡小儿当麻，必须谨避风寒，食物只宜进流质之品，禁忌荤食，油腻煎炸，不但禁食，即气味及火烟亦不可闻嗅，父母切禁房事，以避秽气。否则麻出不透，即有变症，热退之后，仍应短期蔬食，以免误食煎炒油炸等肥滞之品为要。

麻疹用方：

此方宜于初起，过于苦寒之药，不宜早用，否则血分之热，一受冻结，则麻色不红，必有后患。

荆芥穗二钱 牛蒡子二钱 连翘壳二钱 金银花三钱 浙贝母三钱 赤芍药三钱 葛根钱半 杭菊花三钱 郁金粒三钱 柴胡钱半 防风钱半 川红花二钱

见点不多加升麻四分，桔梗二钱，生地龙二钱，僵蚕二钱。

体弱点少加生黄芪二钱，防党参三钱。

大便秘结加花粉三钱，北杏二钱，川连一钱，正蜜糖半盅。

麻点透齐，以清热解毒为主，可用下方：

西藏红花二分焗 紫草茸三钱 紫花地丁三钱 赤茯苓二钱 红萝卜五钱 茜草根钱半 竺黄精二钱 干地龙三钱炒 黄芩钱半 丝瓜络三钱

有惊可加珠末一分冲，猴子枣五厘冲。

麻点收回，余热缠绵不退，可用下方：

蝉蜕花三钱 白莲花三钱 素馨花二钱 银柴胡二钱 冬瓜仁三钱 象牙丝四钱 川红花三钱 桃仁钱半 旱莲草二钱 豨莶草二钱 糯稻根四钱 布渣叶三钱

第十二节 瘢症

瘢者，红赤成片，与麻之细碎成点不同，凡见此者，身发壮热，口大渴，指纹沉紫，脉息洪数有力，且每每大便秘结，乃因胃经热盛之故。盖胃主肌肉，胃中热毒壅盛，发于肌肉而成瘢，纯属里证，不能与麻同治而妄投发散之剂，宜用白虎汤加入清解血毒之品则愈。如瘢呈黑色者，则热毒已极，九死一生，此我国医书论瘢症之大要也。

清代末年，余在广州执业，遇有大瘢症者，病险而奇。遍考医书，鲜有说及。其症初起即发高热，面赤唇焦，大小便短少，脉息浮数而大，惟肉色不变。此时大瘢未出，如患者身上原有疮疥热痱，亦一概收隐，约四五日后，出大瘢之外，肌肉渐见隆起，状如痰疬，圆形者名鱼眼瘢，尖形者名凤眼瘢，此时身热更增，神识昏迷，热极而手足厥冷者亦有之，此症乃因热毒重极而致。治法宜内外兼施，不论患者体质强弱，内服药剂必须清凉解毒之品，温补辛热之药，一概不能沾唇。及大癍已见，除服药外，即速购备生蟾蜍一二百只，先取一只剖开其腹，随即覆在癍顶之下，以吮取其毒，约十数分钟后，另换一只，日夜更换不息，三四日后，热毒尽出，大癍一变而为红赤之大阳疮，随而溃破，溃破后用拔毒膏药封口，其时身热渐退，人神渐复，再过数日而愈。

此症为余临症数十年所见之最凶险者，倘非照上法内外兼治，绝无生望。误用药欲将大癍内消者不治，即使照法施治，但内服药剂偶一混用温补燥热之品，亦每不救。又处方无误，并依法用蟾蜍吮毒，但癍不大，不高起，或不能转红，亦属无望。且出大癍之部位，并无一定，女性患此而大癍出在阴户中者，无法用药，只有束手待毙。盖其时欧西剖割医术尚未盛行，人心亦不信仰，而中医又不擅剖割故也。抑尤有应知者，此症患者绝不能食米饧，一食米饧，即难救治，故谓其凶险无伦也。

余以治此症用蟾蜍数百，方能救活一人，未免过于伤生。后乃用生草药一味以代之，此生草药，即生蓖麻头是也。但须选择青面白背者始合用，以之捣烂敷于大癍之上，仍须不停转换，以手抚之。但觉微热，便即更换，其功效与用生蟾蜍相等。此种生草药，在广州随处有之。

最难理解者，此症仅在广州满族人聚居之处发现，即粤人呼为旗下街者是也。汉人居住之所，极为少有，近年则旗下街亦不闻有此症，当时患者不论男女老幼皆有之，往往见于春夏两季，是时余年事尚轻，由先父传授治法，自己悉心研究，治验颇多，依法救治，多告痊愈。前辈中以擅治此症见称于时者，为大北直街旗籍人张肇和先生，年在七十以外而久居穗城者，类能道之。兹因编述癍症，爰将个人治疗大癍症经验，详录于此，以供世人研究焉。

又有痧癍症与疳癍症者，皆由感染暑湿热毒而成。痧癍症来势甚骤，一起即发高热，面赤、眼现红筋，恶热不肯穿衣，脉洪数应指，指纹青紫，初起时舌苔白色，一二日热不退，即转而为干黄，若再迁延复，变焦黑而告不治。亦有一二日间患者即告死亡，此乃火毒之甚者。治法宜先刮痧，以泄其毒。刮法以瓷器片蘸生油，刮其脊背胸前，皮肉即发出红黑色之痧，然后予以下方。疳癍症即来势稍缓，患者指纹亦见青紫，脉亦洪数。但眼睛不致现出红筋，身热多日不退，或日轻夜重，入暮焦躁不安眠。治法宜先用鸡蛋白开糯米粉（灰面亦可）二团，不过火，分别以之搓擦前

后心，搓毕将粉团掰开，如内有毛丝，即为疳癥症之
证据。此种毛丝，或白或红，热重者则呈黑色，经搓
过后，病势减轻，再以下方治之。此两症患者亦不能
食米饮，宜以白心番薯煲芥菜或薯仔或藜洞薯代饭。
三两日后可进牛奶面包。热退三日后始可进粥饭，否
则难治，不可不慎。用药则以清凉解毒为主，燥热之
品，万不可用。

大癥症用方：未见大癥面之前，先用柴葛解肌汤加减。

柴胡二钱　黄芩二钱　葛根二钱　连翘二钱去心　赤芍三
钱　甘草五分

见大癥面后，方可用下方。此方五岁起用，一二
岁药量减半，十六岁以上药量酌加，宜连服三日。

羚羊角二分　犀角尖二分　冬瓜仁三钱　西藏红花二钱
焗　鲜芦根三钱　茅根三钱　紫草茸三钱　茜草根三钱　丝瓜
络三钱　生甘草五分

见大癥三日之后，可用下方，其毒自解，身热
自退。

羚羊角二分　川红花三钱　花粉三钱　金银花三钱　葛根
三钱　浙贝母三钱　牛蒡子三钱　赤芍五钱　前胡三钱　紫花
地丁三钱

郁热加郁金粒四钱，莱菔子三钱，红萝卜五钱，苦
瓜干三钱。

暑热加香薷二钱，青蒿二钱，冬瓜仁四钱，旱莲草
三钱。

食积加谷芽四钱，麦芽四钱，大腹皮二钱，布渣叶
三钱。

痰多加牛黄一分冲，猴子枣一分冲。

呕吐加藿香梗二钱，竹茹三钱姜汁炒。

便闭加生大黄三钱，西秦艽三钱，枳实四钱。

口渴加野菊花四钱，旱莲草五钱。

如口渴不止，另用野芋头一两煎水服，但必须煎
足三小时以上，方可服食。入口甜如糖水，多食更妙，
此物善解毒而止渴，尤适用于大瘰症，不可轻视之。

注意：羚羊角一药，一见大瘰，不可间断，宜用
至大瘰化为红肿阳疮为止。

痧瘰症疬瘰症用方：

郁金粒三钱 川红花二钱 雪莲花三钱 丝瓜络三钱 苦
瓜干二钱 鲜茅根三钱 鲜芦根三钱 鲜竹茹二钱 冬瓜仁二
钱 紫雪丹五分冲 金汁水六钱冲 鲜荷叶一角

重症可用野芋头煲水代茶，但必须煎足三小时以
上，方可服食。

第十三节　痘症（附水痘症）

痘症即天花，为儿科一大症。病毒最深，亦最危险。近世发明接种牛痘之法，防患未然，功效甚著，故天痘之患，日渐减少，然乡村之地，民智较低，卫生设备，亦付缺如。痘症仍有发生。例如民国二十七年间，华中各地天痘流行，势甚猖獗。我国治痘之固有医术，亦不可不讲求也。

痘症初期之症状为发热、头痛、咳嗽、呕吐，甚则烦渴、便秘、气促。三四日后，下腹上腿腋窝等处，发生形似麻点之小红点，至第五日，面部及周身红点密布，并由红而转白，第六日颗粒隆起，形状圆整，第七八九日颗粒内贮透明之液体，是为水泡。其中央显出光亮，是为痘脐。至第十日则入灌浆期，水泡内之液体变为混浊之浓浆，且微肿胀。有红圈晕脚，是为痘晕，如是者数日，至第十二日脓浆由白腊色转为黄腊色，渐次焦顶而结痂，约十六日痘毒可清，待其痂落而愈，病程前后约为二十日。

治法在发热至出痘点之时，宜以疏托为主。疏托则痘无壅滞之患，并加清凉以解其毒。及见水泡，则宜于清凉之中，佐以补气发毒上浆之药，血弱者同时补血，以助日后之灌浆。灌浆期则使用生浆排脓之品，血热壅盛者，须佐以凉血，迨浆足色黄，则宜注意解毒，以清余患。

灌浆期为全程经过之最重者，凡脓清者为正气不足，红晕深者为毒火重，无红晕者则不易上浆，痘形以高嵩为佳，若见平塌或低陷，须立即补气补血，方能上浆，如低陷不起，不能上浆，病已达危险期，若气一喘，则无法可救矣。

有一事必须注意者，当灌浆之时，如发现有贼痘，宜即用银针轻轻挑破，并即用朱砂封口。贼痘者，周身之痘皆呈黄白蜡色，独有一两颗作黑色，此黑色之痘，即为贼痘，又名败痘。如不依法挑破，以泄其毒，一二日后，全身之痘，便随之溃烂，甚难挽救。

痘症治理固难，调护尤为不易。患者最好迁往于空气清新之处，勿近人身之气，勿嗅烟火之味，居室宜供养鲜花，借鲜花之香气以开心窍而辟浊秽，于患者大有裨益。

又有水痘者，与天花类似。但症属轻微，无伤性命，初起时微有发热，数小时后即发圆形小疹，继即隆起，形成水泡，色淡白而不混浊，根脚无晕，中央无脐，多在颜面及头发间先见，以次及于全身，自发热至干燥结痂，四五日即愈。此乃精毒，虽种牛痘，亦不能免。治以清凉解毒即愈。

痘症初起用方：本方可服二日，如有兼症，可加入他药兼治之。

防风二钱 荆芥二钱 连翘壳二钱 干地龙三钱 赤芍三钱 赤茯苓三钱 浙贝母三钱 蔗鸡十枚 白僵蚕钱半

初见红点用下方：

柴胡二钱 黄芩钱半 紫草茸三钱 郁金粒三钱 红萝卜四钱 桑虫四钱 扁豆花三钱 川红花二钱 象牙丝四钱 桂林马蹄十枚不妨多用

上浆时可用下方：

黄芪三钱 人参二钱 归身二钱 鹿角胶三钱溶化 阿胶一钱溶化 蜂房三钱 漂白术三钱 白豆五钱 地蛛十只 珠末二分冲 琥珀五分研末冲

结痂时可用下方：

牛黄一分冲 蜡梅花三钱 蒲公英二钱 生甘草五分 白藓皮三钱 地肤子三钱 西藏红花五分焗

附注：初见红点时可食桂林马蹄煲粥，上浆时可食腐竹煲粥，结痂时可食膨鱼鳃煲粥，均以粥代饭可也。

水痘症用方：（此方宜于初起服食）

防风钱半 荆芥钱半 连翘壳二钱 牛蒡子三钱 北杏仁二钱 枇杷叶钱半去毛 浙贝母二钱 赤芍三钱 赤茯苓三钱 谷芽三钱炒 杭菊花三钱 干地龙二钱炒

水痘见齐，身热未退，可服下方：

蝉蜕花三钱 象牙丝三钱 蜡梅花二钱 川红花二钱 紫草茸三钱 竺黄精钱半 木通二钱 葛花钱半 红萝卜一两

患者可用桂林马蹄煎水代茶，余可参看疹症治法。

第十四节 疳积

小儿疳积症，由脾虚食滞、肝火气郁，积久而成。古人分为脾疳、肝疳、心疳、肺疳、肾疳五种，名为五疳。此外尚有名目甚多，头绪愈繁，治法愈乱，其实亦不必细分。总要针对病因，以补脾、消积、平肝、开郁为主，再察其现某经之证，则兼用某经之药，收效自速，不必拘泥古人五疳之说也。

脾经证者，脾虚受湿，不能运化食物，故水谷不化，常泄屎溏屎糊，面黄肌瘦，唇色黄白，腹部胀大。灼热困倦，自汗盗汗，皆属脾经所主。肝经证者，肝盛气郁，故易于发怒，性情懊恼，常咬指头，腹痛不舒，或面露青筋，或白膜遮睛，皆属肝经所主。疳积症通常以肝脾二经之病为多，此外如夜睡多烦躁惊扰，舌上生疮，或头上生小疮疖，皆缘心火郁盛，乃心经证也；咳嗽气逆，皮毛焦落，动辄啼笑，或常以手指挖鼻孔，或鼻孔生疮，皆缘肺有郁火，乃肺经证也；囟门低陷，目无光彩，骨软迟行，发黄疏落，皆缘肾气不足，乃肾经证也。

小儿患疳积，每有生虫者，此名虫积。患此者腹痛频作，唇间每现白花点，平日大便中亦时有虫排出，此因湿热郁蒸之故，宜注重清热去湿，并加杀虫之药。

疳积症之指纹，常现青淡色，开长丫为食积，纹见三五条为热积，文身散大，状如生毛为虚湿，脉息沉而滑数为湿热，沉迟为虚寒，大小参差不齐为积滞也。

前贤有云，二十以上，其症为痨，二十以下，其症为疳。然就今人观之，痨之与疳，虽有差别，但其为虚损则一，故前贤又有壮人无积，虚则有之之语。可见虚为积之本，积反为虚之标。治疳积者，尤宜细味此旨。勿过于攻伐。即使用攻削之剂，亦适可而止。标病既除，必以健脾土扶胃气收功。倘遇虚象已现，不任攻削，则更应先扶胃气，然后始与消导，疳积自愈也。

疳积症用方：先健脾然后消积，疳积自愈。本方可先服三剂，接服下方。

漂白术三钱　云茯苓三钱　淮山药二钱　鸡内金三钱　大腹皮三钱　旧陈皮五分　防党参二钱　郁金粒三钱　武彝茶三钱　山楂肉三钱

服上方三剂后，接服本方：

西洋参二钱　厚白芍三钱　槟榔片三钱　海螵蛸三钱　生于术三钱　水仙子三钱　使君子三钱　白茯神三钱　制香附二钱　金铃子二钱

虫积选加雷丸钱半，莪术一钱，雄黄精二钱，炉甘石三钱，鹤虱二钱，榧子一钱，辰砂二钱，梅片五分。

疳热可加胡黄连钱半，石斛二钱。

第十五节　暑症

感暑之症，夏季最多。盖夏季天气炎蒸，人感其气而致病也。先贤对暑症治法，别为阴暑阳暑两途。阴暑重于发汗驱邪；阳暑重于清热消暑。小儿之感染此症者，多周身发热，或额热甚而手足不热，唇红，舌苔白，但舌尖舌边均露红绛之色，指纹青紫，脉浮数或见洪数，汗多，口渴，此即前人所谓阳暑之证也。治法宜清热解暑去湿，不可再用发汗之药。否则病轻变重，缠绵难愈。初起之时，若热不甚而无汗者，可少佐疏解之品，但一见有汗，即不宜投矣。

每年夏秋两季，又常有小儿因暑湿热内困而泄泻者，其证与慢惊相类而实不同，不可不辨。患者多有身热，口中作渴，或呕或不呕，屎色黄，泻时有力，脉数，指纹色紫，治以清热利水扶脾即愈，不可误认为慢惊风症也。

暑症用方：

白莲花三钱 蝉蜕花四钱 旱莲草三钱 冬瓜仁四钱 土茯苓三钱 布渣叶三钱 鲜荷叶一角

初起无汗加香薷五分，青蒿一钱。

咳嗽加北杏二钱，鲜竹茹钱半。

如日间热退，午后或夜间热起，心中焦躁，可参看疒疒癍症治法，用鸡蛋白糯米粉开成粉团，搓前后心，再服下方，热必退矣。

郁金粒三钱 川红花二钱 蝉蜕花四钱 象牙丝四钱 冬瓜仁四钱 糯稻根四钱 金汁水六钱冲服 鲜竹茹钱半呕加姜汁炒

暑湿热内困吐泻用方：

川黄连半钱吴茱萸水炒　扁豆衣五钱炒　赤茯苓四钱　车前子三钱　干竹茹三钱姜汁炒　白通草二钱　赤石脂四钱　土炒白术五钱　番石榴干三钱

口渴甚可加花旗参二钱

泄泻甚可加胡桃肉四钱，禹余粮三钱。

呕吐甚可加藿香梗二钱，伽南香五分研冲去渣。

第十六节　湿温症

湿温一症，小儿感染颇多。初起微恶寒，后但热不寒，身热时增时减，汗出胸痞舌白，口渴不引饮，精神怠倦，不思纳食，亦有夹见咳嗽或呕吐者。乃因湿邪内伏，渐次化热，湿与热结，酝酿而成。吾粤地土卑湿，症常多见。经云：冬伤于寒，春必病温。温为热之渐，温热之病，每年春夏即发，倘与湿邪相结，则缠绵难愈。盖湿为粘腻之邪，最难骤化，设若失治，则身热剧增，舌苔转黄，口渴引饮，或出瘰疹，甚则神昏谵语，四肢拘挛，此因热邪炽盛，木火同气，引动肝风所致。小儿久病见此，多属危急之候，指纹初起模糊难辨，脉息浮缓。此时湿重于热，故湿邪见于指纹及脉象，特别显著。如热深胜湿，则纹转沉紫，脉息亦转为沉数矣。

治法初起以渗湿清热为主，使湿热两不相搏，则病易解。夹见何证，随候施治，热结已深者，慎防窜入心包，蒙蔽清窍。若出瘰疹或肝风已动，可参看瘰疹及急惊风各症治法，或谓此症之痊愈期间，必须经过若干星期，此系就重症或失治者而言。若治之得法，虽稍觉缠绵，亦非必须服药四五星期之久，始可告痊也。

凡染湿温症，以进流质食品为佳，实质硬物切宜禁戒，因湿浊聚于肠曲，以清洁肠胃为首务也。

湿温症初起用方：

土茯苓三钱 土茵陈三钱 冬瓜仁三钱 蝉蜕花四钱 连翘壳二钱 生薏仁三钱 布渣叶三钱 象牙丝四钱 佩兰叶二钱。

呕吐选加川厚朴五分，藿香梗半钱，法半夏二钱，干竹茹二钱姜汁炒。

咳嗽选加北杏仁二钱，南杏仁三钱，川贝母二钱，桑白皮二钱。

夹滞选加大腹皮三钱，谷芽三钱，麦芽三钱。

热重选加金银花三钱，芦根三钱，淡竹叶三钱，金

汁水五钱冲，黄瓜霜三钱，灯芯花三枚

湿重选加泽泻三钱，滑石三钱，木通三钱，刀豆花三钱，生薏仁五钱

如湿邪已解，身热未退，可用下方：

银胡二钱　金钗斛钱半　蝉蜕花四钱　牡丹花二钱　白薇草三钱　冬瓜仁四钱　南豆花三钱　赤小豆三钱　地骨皮三钱

热重酌用石膏五钱，知母二钱，陈仓米五钱，禾秧一两，或白虎、竹叶石膏等汤。

第十七节　痢症

痢症之外候，里急后重，腹痛，欲便不便，脓血秽浊，或红或白，或红白兼见，日夜不止，或十余次，或数十次乃湿热积滞大肠所致。故古书称为滞下，其意谓有积滞而下也。热胜于湿，则见红色而为赤痢，湿胜于热，则见白色而为白痢；湿热两伤，则红白杂见而成赤白，痢也。小儿多食湿热之物，单纯因积滞而发作者轻，盖病源尚属简单，用药易见功效，倘素有湿热积滞，复由外感时行之气引动而起，则病情已较复杂。此时病者不但有痢症各种证候，且兼外感之症。所谓表里同病，病势自属较深，最重者为噤口痢。

食物药物入口便吐。治理最感棘手。因痢症要有胃气能食为吉，不能食为凶也。指纹色紫者为热重，色淡而模糊者为湿重，脉息沉数，有外感者则见浮数。

治法初起以荡涤疏通为要。荡涤疏通，则邪不留滞，非久痢或虚寒，切勿早投止涩。所谓通因通用是也。其次要行血调气，行血则脓血自愈，调气则后重自除。又次要清热去湿，热毒重者并宜佐以解毒之品，此治法之常也。如初起时肌表发热、头痛，兼挟外感时行之气者，则宜兼治表，疏解外邪，总以退热为先。至于久痢肠滑，腹不痛，脾土已虚者，则宜补脾安胃，提气收脱。不能再投疏利，但能分清虚实，补泻得宜，病无不愈。

凡患痢症，食物只可进流质之品，实质硬物切禁入口，以免妨碍消化再起积滞，不可不知也。

痢症用方：

木棉花三钱 鸡蛋花三钱 川厚朴五分 槟榔三钱 白芍三钱酒炒 川连一钱 山楂肉二钱 旧建曲三钱 苍术二钱 忍冬花三钱 木香五分后下 香附二钱

红多白少选加蒲黄三钱，地榆炭三钱，侧柏炭三钱，贯众炭三钱，黑山栀三钱，当归二钱，银花炭三钱，黄砂糖三钱。

白多红少选加槐花米三钱，土茵陈三钱，泡苍术二钱，伽南香五分研冲去渣，白鸡冠花三钱。

身热选加荆芥三钱，防风钱半炒，柴胡钱半，土红花二钱。

积滞重选加莪术二钱，莱菔子三钱，枳壳二钱，麦芽四钱炒。

腹痛甚选加金铃子三钱，延胡索二钱，小青皮五分，五灵脂三钱，桃仁三钱，伽南香五分研冲去渣。

久痢脾虚可服下方：年老或气弱之人，以补气补脾为主，有胃则生，无胃则死。

阿胶三钱溶化　北芪三钱　白术五钱　当归三钱　防党参三钱　茯神三钱　炙甘草二钱　薏仁三钱　川芎二钱

第十八节　疟疾

疟疾俗名发冷，寒热往来，有期而作之病也。发作时手足先觉寒冷，渐次全身皆觉冷不可当，甚则牙关颤抖，随后寒气渐消，继而发热，此时周身出汗，口渴引饮，头痛口苦，耳聋胁痛，或作呕吐，此乃疟疾外候之常。如先热后冷者症深，病由暑湿伏内，夏季受之，待秋而发者多，名作秋疟。故经云：夏伤于暑，秋必为疟。如人受凌虐，身不安然也。初起时由外感风邪，引动内湿，寒痰闭结，聚于少阳之经，少阳经属半表半里，入与太阴脾经争则寒，出与阳明胃经争则热，阴阳交争，故寒热往来也。其在夏日感受暑气，祛暑不澈，暑邪传入少阳经而即病者，名为暑疟，又有单寒无热者，名为牝疟。单热无寒者，名为瘅疟 日久不愈，腹中积结成块状者，名为疟母。疟疾之作，一日一次者最多见，有一日数次者，有二日或三日一次者，作得密者为轻，邪气尚浅也；作得疏者为重，邪气已深也。指纹色青，脉息则多见微细无力，初起亦有见弦数者。

　　治法以平少阳肝胆之邪，去痰去湿为主。偏寒偏热，临症细辨，久疟气血虚弱者，则宜补气补血。婴儿口不能言，感染疟疾，每觉难于分辨，但有手足寒冷之后，继而发热之征，再察其面色青白唇白者，疟疾无疑，虽系暑疟，亦必如此。

疟疾用方：（小柴胡汤加减）

柴胡二钱 草果钱半 黄芩钱半酒炒 槟榔二钱 陈皮四分 炙甘草五分 法半夏二钱 川厚朴五分 大枣三枚 生姜二片

　　疟重加常山二钱，威灵仙三钱，金鸡纳树皮三钱。

　　暑天加香薷一钱，青蒿钱半，扁豆四钱。

　　脾虚加饭党参三钱，饭白术三钱，淮山药三钱，茯神三钱，花旗参二钱。

热盛加花粉二钱，芦根三钱，蝉蜕花四钱。

寒重加白附子三钱，干姜三钱，三蛇陈皮二分。

久疟加鳖甲五钱，乌梅三钱，白芍三钱酒炒。

疟疾外治方：

草果三钱打　细辛二钱　牙皂二钱　苍术三钱　鹿耳苓四钱

上列五药，共研细末，分两次用。先将药散放在碗内，用酒浸湿，加鸡蛋一只，灰面少许，调匀，再放入锅内煎成两块如饼状，在疟疾未作之前两小时，以一饼贴脐上，一饼贴手脉门外，男左女右，用布带束紧，为解疟疾第一效法。

第四篇 医案摘录

医案之作，所以示人以治病例范也，余自执业以来，诊务过忙，无暇及此，回顾五十年来所历，实有从何说起之感。近于暇时与邹生研讨医学，乃口授多案，藉资提点，向由邹生笔录保存，今以本书付梓，乃择儿科数案附录于后。亦聊备一格而已。

鹤龄记

第一案 暑湿泄泻误作慢惊症

民国三四年间初秋，一日，天甫晓，有急足来邀出诊，但云主人伍姓，有小儿患泄泻不止，昨夜竟夕扰攘，求一往视之，余应邀而往，既至，万事陈设华丽，颇类富贵之家。病儿之父，亲出款接，其人年五十余，貌甚端庄，病儿则年仅二三龄，病将旬日矣。身热、泄泻无度，间有呕吐，精神极为困乏。余初见其唇面略露青白色，以为慢惊症也。及按其脉，则洪大而数。审其指纹，则色紫而沉，舌绛，苔薄黄，渴饮不止，不禁骇然曰：此暑湿夹惊也。其泻也有力，状如射矢，每至数尺之外……语至此，病儿之父击桌曰：诚然先生述其泄泻之状，乃如目睹，然已服桂附数剂矣。泻不止者，何也？余曰：此病决非桂附所能愈，徒使病情增剧耳。乃执笔疏方，方用：

川黄连二钱吴茱萸水炒　土炒白术五钱　南豆衣五钱　赤茯苓三钱　焦白芍二钱　正珠末一分冲

当余甫写第一味药川黄连时，病儿之父愕然，若谓岂可用此苦寒之品者也。余作为未觉，及后恐其畏而不敢服，开方既毕，始随手加上吴茱萸水炒数字，并谓之曰：令公子之病，乃暑热症也。感受暑湿，渐次化热，受惊而起，今犹未八时，配药即煎，九时可服。中午以后，可望泻止。请安心服之。言毕告辞。是日下午二时许，其仆又至，请再出诊，余急问服药后如何，曰：泻果止矣。今方熟睡，主人乞先生再往视之。及再诊其脉，则已缓和，身热亦稍减。余曰：今日不必服药太急矣，醒后若得小便一大笃，今夜即可高枕无忧。迨翌日再诊，已热退泻止，乃与四君子汤调理，仅服药二剂，其病即愈。询其昨日醒后情形，则果撒小便一大笃也。

复初谨按：吾师口述此案时，距当时已三十余年，而记忆犹新，可见印象之深刻。案中病儿之父，乃当时之审判厅厅长，病儿之外祖父，则为岭南一大名医，所谓四大天王之一者，今将其名略去，此为事后其戚携儿到求吾师诊治时告之者，当时固未之知也。据其戚谈称，病儿起病数日，其外祖父曾投药数帖，皆为桂附等辛热之品，汤头颇重而愈食愈泻，当吾师初为病儿诊脉时，其外祖父隐身屏风后静听，其后吾师已行，病儿之父，持方徘徊，犹疑不决，其岳父乃促之曰：可照方煎药与之，若有差误，吾任之可也云云，是亦不失名医风度也。

鹤龄曰：是症在疑似之间，最足惑人。泻而有力，热泻无疑，参以纹色脉息，可以决其非虚寒之候也。唇面略露青白之色者，则因挟惊肝风动之故，川连不但能肥肠退热止呕而不犯泄泻，且能愈湿热泄泻，故泻止而身亦凉也。

第二案　急惊风症

约三十年前，一夕，已逾三鼓，忽为敲门声所醒，询知隔邻一街坊有儿患急症，求往诊治也。急披衣起，即至。迎于门者为外省籍之主人。入门后，有一素识之女西医，向以擅长儿科见称于穗城，人恒称曰某师奶者。见余至，乃曰：杨先生来矣。是儿患抽搐，余由午迄兹，已来三遍，尽力救治，然抽搐旋止旋作，今次更剧，乃语主人，请先生来此共商。余亟谦谢。趋视病儿，年仅岁许，只手握拳，两目上视，痰声涌沸，面热如醉，额上虽置冰囊，初未减其绯红之色，舌绛，脉洪而数，急惊风剧症也。诊毕，女医询余曰：杨先生将谓何？余曰，尚无碍，师奶今日亦辛劳甚矣，盍先回府休息，余当为之施治。女医既行，余急命去其冰囊，取生油一小杯至。以巾盖病儿双目，口中含油，喷其面颊，又徐徐为之拭去，复取其家中无病小儿童便一小杯灌之，然后语其父曰：半小时后，可望搐止，今宜从速煎药与之。乃援笔立方，方用：

正珠末一分冲　猴子枣一分冲　干地龙二钱　川红花三钱　宽筋藤三钱　蝉蜕花四钱　明天麻二钱

病儿之父，素信西医，睹方似有怀疑，余力慰之，嘱其即往药店拍门购药而退。翌晨，其父亲至，告余昨夕抽搐果止，服药后且得安睡，乃再诊视，则病儿神色已大见安详，痰声亦减，惟脉息依然洪数，身热仍盛，频思饮水，疏方用：

正珠末一分冲　丝瓜络三钱　蝉蜕花四钱　白蒺藜三钱干地龙钱半　象牙丝三钱　川黄连五分　冬瓜仁三钱

又翌日，只余微热少许，予以下方调理而安。

蝉蜕花四钱 干竹茹二钱 金钗斛三钱 象牙丝四钱 土古皮二钱 糯稻根四钱

复初谨按：急惊风一症，古来各大家分析其病因，谓由惊、风、痰、热四者相合而成，自属信而有征，惟遍考医籍，难求效方，吾师治此病，丝毫不用疏散驱风之品，盖风是肝风，平肝即所以息风。余师其法，着手辄效。

鹤龄曰：是症急救之法，最妙莫如用童便，童便性味咸寒，降其炎上之火，火降则痰亦随之降，冰囊何足与论。余知女医不明其理，恐有阻扰，故先请其回家，以便放心用药也。然此症亦有热重风重之殊，用药宜有分寸，不可不辨。邹生谓余丝毫不用疏散驱风之品，而以平肝息风为治，可谓悟到。

第三案 麻后慢惊风症

上年秋间，一日，有妇人背儿求诊，衣衫褴褛，状类贫民。据言，其子于月余前出麻，麻后身热或退或作，迄今不休，周前更患呕吐泄泻，迭经中西医生诊治，未见寸效。迨至前日，病势转剧，泄泻增至日夜十余次，竟夕不眠，乃踵某中医处求治，医谓麻毒不清，但服其药后，吐泻依然不止，晚间亦无片刻安眠，该医以病情严重，知先生乃儿科高手，故转荐前来云云。余视病儿，年约两岁，瘦弱不堪，身有微热，唇色虽略红，但面部及嘴边已笼罩一片青白之色，指纹色淡而不紫，脉息则数而无力。检视前医处方，乃蜡梅花等寒凉解毒之品也。余曰：是儿脾土素虚，麻后余热不退，久病之体，脾虚愈甚，呕吐泄泻并见，显已转入慢惊一途，寒凉解毒，已非其时，如今必须止吐止泻，若吐泻得止，自得安眠，病亦向愈。乃处下方与之：

土炒白术五钱　云茯苓三钱　煨肉蔻三钱　破故纸三钱
三蛇陈皮二分后下　生姜二片　大枣三枚

又以妇人自诉贫苦，并将诊金璧还，使得资购药。翌晨妇人再至，言其子呕吐已止，泄泻则减为三次，宵来安眠甚畅矣。因再处下方，仍退回诊金不受。

土炒白术四钱　云茯苓三钱　破故纸三钱　法半夏钱半
三蛇陈皮一分后下　防党参二钱　北芪二钱

事隔数日，妇又背儿至，盖其子服前药后，各证均愈，以病后体弱，承其夫命来求调补之方也。并言其夫为一花园之园丁，极感余治愈其子之恩云。余乃拟健脾之剂予之。

复初谨按：吾师治愈是儿经过，为余所目睹，其方本平平无奇，然不为麻毒不清一语所感，以常见之方剂，愈濒危之病症，以此而弥觉其可佩也。

鹤龄曰：蜡梅花等麻后解毒之品，若于早一个月前投之，是儿不致有日后之疾患。吐泻并作之时，已是病后月余，安有麻毒未清之可言，是症最足令人困惑者，乃在病儿唇红脉数两点，但唇虽略红而面色青白，脉息虽数而软弱无力，且指纹色淡，其非真热可知，医者治病贵在能洞察精微，随机变化，岂能以麻毒不清数字，掩住自己眼目哉。

第四案 慢脾风症

犹忆余初出应世未久之时，有妇人抱子到门求治，病儿在诊室内吐泻不已。余方全神为人看病，案前又围立多人，初未之觉，既知其事，乃急先诊看。病儿年约三四岁之间，身不发热，手足俱冷，面白唇青，指纹色淡而青，脉则沉细无力，精神极度疲乏。其母言，儿病两日，初起即吐泻兼作，但不堪频，以为食滞也。乃告药店中人，店伴检清热消滞之药与之，药名不尽识，但知有花粉谷芽之类，服后吐泻更频，泄泻尤甚，日夕竟达20余次，所泻者亦由淡黄色转而为白屎水等语。其时余正细心察究其病症，不意病儿泄泻又作，余身上所着褶衣长衫下半截之熟罗，竟为其粪便所污。余即审其色，则白而不臭。乃语其母曰，是儿为药所误矣。平素脾胃虚弱，肝风盛则克脾土，故病作即成慢惊。何堪再服寒凉消导之药，今已成慢脾风症矣。一何疏忽至此，其母闻言顿露惊惶之色，以有无危险为问。余曰：余看病向不危言吓人，然慢脾风为小儿一极症，安敢保其必无危险，服药后若吐泻得止，手足回暖，自属无妨。否则非所敢知，当为处方，药用：

土炒白术一两　玉桂心三分焗　煨肉蔻三钱　破故纸三钱　三蛇陈皮二分后下　熟附片三钱　禹余粮三钱　丁香五钱　煨姜三片　大枣二枚

并嘱其另以吴茱萸约两许，研末，与白饭半碗同炒至热，隔疏布封其脐。翌日再诊。呕吐得止，泄泻减为五六次，手足亦稍回暖，惟泄泻过多，津液已伤，口渴思饮，当与下方：

土炒白术六钱　云茯苓四钱　淮山药三钱　炒北芪三钱　五味子钱半　正防党三钱米炒　炒白芍钱半　炙甘草八分

又翌日，泄泻亦止，神色渐佳，惟仍思饮水，续与下方而愈。

花旗参二钱先煎　饭白术四钱　云茯苓三钱　淮山药三

钱 炒北芪三钱 炙甘草一钱

复初谨按：吾师不但以仁术济世，医品亦大有足称，褥衣为病儿粪秽所污，依然和颜悦色，并即审视粪色以辨病之寒热，又以病儿危急，未暇将秽衣脱去，即为处方，实蔼然一仁者。至于慢惊慢脾水泻，必用封脐法兼治，以收捷效。本年春间，余以此法治一郑姓小儿，药到病除，真良法也。

鹤龄曰：是案为由脾虚成慢惊，再转而为慢脾之例，是儿平素脾虚，多食瓜果生冷，初起即成慢惊水泻，又再误于消导寒凉，遂成慢脾症，幸病仅两日，故吐泻一止而元神随而恢复，倘再延误一日，虽扁鹊复生，亦难挽救耳。

第五案 肝郁久热症

戊子初夏，一日，有父母偕仆背儿来诊，衣服丽都，病儿年约三龄，瘦骨嶙峋，宛似猴子，神态焦躁，不肯就医。及按其腹额，则灼手而腹不胀，舌绛，脉数，指纹沉紫，左手尤甚。余曰：热在肝经，乃肝火郁结之症。是儿必抱恙多时矣。其父曰：吾儿起病已逾半载，中西医生经看过十余人，或谓湿温，或谓疳积，服药不知几许，然身热总不退。即退，翌日又作，缠绵至今，难有生望。顷承友人介绍前来，但求先生为之一定生死。余曰：其病虽重，然尚可救治，君不畏药力过峻乎。其父曰：久病心灰，尚有何可畏，请先生放心处方用药。余乃书：

正羚羊角二分　郁金粒三钱　生白芍三钱　素馨花三钱白莲花三钱　蜡梅花二钱　布渣叶三钱

与之，翌日再至，其母告余谓病儿平素日夜哭啼，烦躁扰攘，昨日服药后则较为安详，且身热亦大为减退，余知药已见效，续予下方：

生栀皮二钱　生白芍三钱　生谷芽四钱　生竹笔十枝　川红花三钱　蝉蜕花四钱

是日服药后，至晚热竟尽退，一夜安眠。其父母喜报称谢，余谓今病虽去，然久病已伤元气，病儿将反露疲乏之态，善后调补，尚需时日，但此后不必日日来看，隔数日一来可矣。续以四君子汤出入加减为治，月余后，是儿元气始渐回复，再生肌肉，肥胖可爱，余素不问病人姓名住址，故其父何姓何名，至今不悉，但知为富贵中人而已。

复初谨按：小儿久热不退，时逾半载，医历十余，病不可谓不重，然吾师投药两剂，药亦平淡，即去其病，再加调补，终庆再生。殆即能辨病在何经，分经用药之故欤！

鹤龄曰：是儿肝火郁结之甚，实属少见。初时余以病儿久病体弱，心中仍未敢用羚羊，嗣念其脉数、脉紫、神旺，尚堪任药，此时若不用，病情一变，将永不能用，故毅然用之，遂收大效。凡治危重之症，每于几微处决之，难以言传，阅者亦不可以为常法也。

跋

余初习医时，即读前人宁医十男子，不医一妇人，宁医十妇人，不医一小儿之论。然愈知其难，则求道之心亦愈切。乃广购古今医籍，悉心探讨，闻有善治婴幼者，更不惜多方搜罗其药方，以溯其用药之源，配合之法，如是者多年，识见渐广，然终觉儿科书无一善本，儿科医难遇奇才也。

十余年前居穗城，一日偶归故里，有堂侄方病重，其母以余知医，使人邀余一视之。堂侄年仅两足岁，身发高热，面微赤，唇暗红，舌绛而苔薄黄，指纹沉紫，脉息滑数，气喘神昏，喉间微有痰声，呼之似醒非醒。余骇然曰：是痰热闭塞孔窍所致也。检阅前医用方，初起二日，乡中一医疏银翘散加钩藤蝉蜕之属，第三四日，穗城一医用银翘散去荆芥豆豉加栀子黄芩等品；第五六日则由西关某著名儿科老医主诊，方用泻白散及杏贝蒌芩出入加减，是日为第七日，病势则于昨夜转剧者也。照病论方，尚无失误，但病情何以转变至此，不禁大疑，其时余虽偶为亲友治病，然未尝悬壶，鉴于堂侄病势危重，更未敢轻于下药，乃语其母曰：病势诚非轻可，曷不往省城杨鹤龄先生处就诊之。杨鹤龄先生者，城中一名医，久闻其精治儿科，但未相识，亦未尝亲睹其治验。其母以为然，遂相将往省垣，余乡与穗城一水相隔，约句余种即抵旧仓巷，时先生晨诊犹未毕事，环而候者尚余十人许，及甫视堂侄，即曰：是儿受惊矣。既验纹按脉，则曰：乃惊风痰滞肺管症也，为辛苦危险之极。宵来必惊扰不眠矣。余为略述经过，并以前医药方出示，先生不顾，即援笔立方，用药七味，计猴枣五厘冲，珠末一分冲，干地龙、玫瑰花各三钱，白莲花、川红花、蝉蜕花各四钱。既毕，语余曰：服药后但得气息稍平，必然酣睡，切勿扰之。醒后如神识略清，体热稍减，便是吉兆。余心中忖思，古来各名家如喻嘉言陈飞霞辈，皆力避惊风之说，斥为荒诞无稽，今先生首先即提出惊风二字，而方中猴枣、珠末两药，虽是除痰定惊之品，但统观全方，终滋疑惑，且紫雪至宝辈亦不用，尤觉未合方书定法，不禁问曰：先生谓紫雪丹亦可进少许否。先生闻言，视余少顷，似知余亦稍加医也者，既而曰：服此药，不必进紫雪丹矣，病非心经之病，何须用清心之药。余乃引其母子归余省寓，煎药与之，是夕果如先生所言，热减喘平，睡极酣畅，呼吸脉息，俱无异状。翌早神识稍清，再诊仍用药七味，计牛黄四厘冲，南北杏各二钱，川红花、素馨花各三钱，白莲花、象牙丝各四钱。服后痰喘俱去，神识复常，惟余热未清，续以生竹必、生栀皮、生谷芽、糯稻根、蝉蜕花、白莲花等品调理三日而安。自是以后，余对先生医术，遂有深切之认识，旧方至今仍珍重保存，亲友中有婴幼染恙，经他医屡治不愈，辄荐往先生处，其中有势濒危殆者，亦无不药到回春，应手取效，经过不能尽录。目睹既多，衷心敬佩，以先生所用方药，多非凭所学可能领悟，乃分向亲友搜集其处方数十纸，日夕揣摩，冀有所得，无如翻尽古今医籍，未可寻其源，迨后在沪入学深造，尝出先生处方向业师求教，亦无有能发其奥者。丙戌年余应考试院特种考试中医师考试获选后，承其戚黄福垣先生之介，晋谒先生，备述前事，恳列门墙。先生为之欣然，但仍谦逊不已也。

先生尝语余曰：治病如配钥匙开锁，庸手以钥一大束，但择其相类者试之。细微处不及辨，一钥不合，易以他钥，一易再易，但求幸中，不知锁未开而机件已坏。中工选钥较精，落手虽或不中，亦不致有损，再经细择，尚可开启。其识卓技纯者则不用钥。但察锁外情形，锁内机窍，便可明了，即以铁线作钥形，虽坚如甲万，无不应手而启。且也，一锁有一锁之机窍，人皆知未可执一钥以启多锁也。然其以铁线所制之钥，曲折之处，骤视之每相仿佛，外人又安知其巧技即在此少异之处乎。此喻实当而切，其义亦远而深，夫铁线固不类钥，非目睹其鬼斧神工者，自难信其胜于钥也。先生授余医术，往往深宵不倦，凡所阐发与夫用药之要，均非在书本可得，临症施用，其应如响，十数年来之梦想，得以实现于一旦。复念世之景仰先生神术者。当不乏人。乃恳先生编为专书，以供同好。先生初未之许，虑世人或多固执古方，将谓其方药有背先贤遗法，余谓铁线原不类钥，能者自能，固无待世人尽以为钥也。相与大笑，今先生书已编成，此临诊五十年识见独到之宝贵结晶，将为中国儿科方药辟一新天地。又先生临症数十年，虽门庭若市，亦从未规定诊例，诊金率由病人随意致送，贫病者辄璧还之，以是更为人称颂不已。吾知先生之仁心仁术，亦将随其著述而流传于永久，校阅既竟，爰记其经过于此。

己丑年端午节前三日门人南海邹复初
谨跋于遇安医庐

程杨二家学术思想
之异同及其关系

　　程康圃《儿科秘要》与杨氏《儿科经验述要》的学术思想及特点前面已述，不难看出，二者既有共通之处，又各有千秋，他们之间的密切关系显而易见。下面试简析之。

（一）共同点

　　1.从其代表作看：程氏《儿科秘要》和杨氏《儿科经验述要》无论从书名、体例到具体内容均有较大的相同，细细读之犹有"似曾相识"之感觉，甚至个别章节、段落的论述别无二样。

　　2.从其学术主张看：程、杨二家均推崇"肝常有余、脾常不足、心火常炎"，"小儿为纯阳之体"等小儿生理病理说；倡导儿科八证治法六字说，详究八证之脉因证治，擅用平肝、补脾、泻心三法治疗小儿诸疾，虽然杨氏对此之论述不及程氏系统而且全面，但在其儿科证治篇中仍然散在出现，并以此学说作为指导思想而贯穿于儿科证治之始终。

　　3.从诊疗技术看：程、杨二家均十分重视小儿望诊看外候，其次则验纹按脉及问诊，同时并都强调四诊合参，综合分析，治法灵活、多样化，且都善用引药。

4.从成功的经验看：前人常言"医不三世，不服其药"；又曰"熟读王叔和，不如临症多"。主张"大医精诚"，所谓精就是指作为医家必须具有精湛的医术；诚就是指高尚的医德。程、杨二家均有：①家学渊源、世代相传；②长期实践，业务兴盛；③医德高尚、医术精湛的共性。具体地反映了名医的治学之道以及其学术经验形成的历史条件和因素。这也是值得后学所借鉴的。

（二）不同点

1.从二书的目次上比较：《儿科秘要》开篇为"幼科总论"，首"释八证六字说"；杨氏《儿科经验述要》则首言"看症用药大要"，突出"诊断纲要"。可见从内容特点来说，程氏比较偏重医论，杨氏则侧重于诊疗技术。

2.从二家的学术特色上比较：程氏比较重视脏腑辨证，强调儿科八证及其合参，从而执简驭繁、由浅入深以统括儿科诸疾；诊断上列举"死症四十候"以"识症避凶"；治疗上强调从本论治；重视脾胃，顾护后天元气；并且讲究剂型、汤散合用；强调药物炮制，善于总结诸药效验。杨氏在儿科证治方面除了八证以外，还深入进行小儿温病的研究，并重视一个个疾病的研究总结，因此在病种类上大大扩充了研究范围。例如对小儿传染病、地方病、流行病、新生儿疾病等的认识都明显地超过了程康圃。在诊断上重视望神色；辨证上强调证与证之间的鉴别；治疗上主张分经用药、隔一隔二治法和因时因地因人制宜，擅用外治法，内外配合；用药上则喜用花类和广东土药。杨鹤龄还积累了对危重病婴住院抢救的丰富经验并重视病案的记录和总结，书末附有病案五例，以验证其理论与实践。前人有云："读书不如读案"，章太炎也说："中医成绩，医案最著。"当代名医程门雪氏曾指出，在古医案中"保存着大量的原始记录，可以吸取其中的精华，可以开人思路，获得启发，对于制方遣药，因证转移之理，可以从医案中十得八九"。如果说，程氏倡导儿科八证治法六字说而自成体系，丰富和充实了祖国医学的儿科理论，给后人以深刻的启迪；那么杨氏则以丰富的临床经验和颇有学术见地的医案帮助后学从疑难复杂多变的证候中找出疾病的症结所在，指导临床思维，提高辨证论治水平。二者各有特色，相得益彰。

3.从二家之学术渊源上比较：追根寻底，程、杨二氏之学术思想除了共同渊源于《内经》以外，又各有不同的趋向性。程氏比较重视脏腑辨证，受钱乙、万全、王肯堂诸家的影响较大。其"小儿肝常有余、脾常不足、心火常炎"的观点就是在钱乙、万全的肝常有余、脾常不足、肾常虚、心常有余、肺常不足的理论基础上总结而来，从而提出了"平肝补脾泻心"之六字治法为儿科之准绳，书中之五脏疳以及五脏主病定例等则与钱氏之说一脉相承；识"死症四十候"与王肯堂之"五脏绝"和"小儿死症十五候"颇为相同；重视脾胃、顾护后天元气更是对万全小儿脾胃学术思想的继承和发挥；钱、万、王三氏所创制的有名汤散如泻青丸、六味丸、玉露散、抱龙丸等等程氏亦倍加推崇、广泛使用。杨氏之书亦不离儿科正统，但从其自述及学术特点来看，则又显然受温病学派叶天士、吴鞠通等较深之影响。杨氏书中专设小儿温病一类，如对湿温病的病因病机、证候表现的认识乃至治疗主张和选方用药、护理及禁忌等论述均与温病家的观点相吻合，杨氏喜用花类以及轻清甘凉之品也寓有温病派"轻透""清热养阴""刻刻顾其津液"之意。

（三）程、杨之关系及后人之评议

程氏生于杨氏之前，为岭南儿科名家，其著作名重一时，影响深远。杨氏亦是儿科世家，有其家学渊源，并继承前人之成就，为一代名医。由于杨氏之《儿科经验述要》与程氏著作的某些内容极为相似，甚至有些段落一字不漏如出一辙，因此有人批评《儿科经验述要》为抄袭之作。我们认为，这种批评未免过当。

程氏书名《儿科秘要》，以其家传儿科之秘要传诸于世，该书立论、辨证与治法均自成体系，与一般儿科书不同，使儿科学由博返约，有教人抓住关键、容易入门、容易掌握、利于深造等优点。杨氏之书名《儿科经验述要》，着重于经验之论述，杨氏岭南人，其家学渊源亦必继承岭南儿科之优良传统，估计其定名"述要"亦有祖述"秘要"（《儿科秘要》）之意在内。前人著书有时除引用经典医籍注明出处之外，忽略开列主要参考书目，故杨氏引用程氏之文未注明出处，而授人以柄。其实这种做法，古代医家著书亦往往有之，不应过于怪责杨氏。例如吴鞠通之《温病条辨》，书中直接引用《临证指南医案》之文不少，吴鞠通只在其书之"凡例"中加以交待，杨鹤龄效法前人，亦于其凡例中"声明在先"："儿科诊断及论症，前贤多有的论，本书每每摘录，间参己见补充，前贤所论不及一一注明之处，非敢掠美自大，阅者谅之。"杨氏所指的前贤，应当包括程康圃在内。不能说杨氏有意剽窃他人的成果，而是有意继承程氏之理论而加以发扬。今试举例言之。如对急惊风的论述，从病因病机、临床表现以及治则均与程氏所论相同，但其证候分析与组方用药、却比程氏略胜一筹，比之程氏较有条理、系统而又针对性强。

总而言之，程氏《儿科述要》与杨氏《儿科经验述要》在分类、体例、论述、辨证、治则等方面有某些相同处，但究其根本，程氏之秘要及"留心记验所有祖传及自己所得秘奥"，杨氏之述要"承先祖之学"，"惟仍以凭个人经验得来者多"。程杨二者各有特色，他们二家在客观上分属于两个不同的年代，其著述各自反映了自己的学术思想和经验以及不同历史时期岭南儿科的发展水平，既有联系，又有区别，不能互相取代。它们同是岭南儿科之宝藏，故取名《岭南儿科双璧》。

附录：方剂（按出现先后顺序排列）

惊风散（缺）

万灵丹　苍术　全蝎　石斛　天麻　当归　炙甘草　川芎　羌活　荆芥　防风　麻黄　细辛　川乌　草乌　何首乌　雄黄　朱砂《外科正宗》

四苓散　茯苓　猪苓　泽泻　白术《丹溪心法》

万应丸　五倍子　胡黄连　青皮　陈皮　黄柏　神曲　麦芽　炮三棱　炮莪术　芜荑　槟榔　龙胆草　川楝子仁　使君子《证治准绳》

玉露散　寒水石　石膏　甘草《小儿药证直诀》

胃苓散　甘草　茯苓　苍术　陈皮　白术　官桂　泽泻　猪苓　厚朴《丹溪心法》

珀珀惊痰散（缺）

急惊散（缺）

万灵散　当归　生地黄　肉桂　莪术　木香《杂病源流犀烛》

慢惊散（缺）

异功散　人参　白术　茯苓　甘草　陈皮《小儿药证直诀》

至宝丹　犀角　朱砂　雄黄　玳瑁　琥珀　麝香　龙脑

金箔 银箔 牛黄 安息香《太平惠民和剂局方》

六神散 人参 白术 茯苓 炙甘草 炒扁豆 黄芪《证治准绳》

疳积散 姜厚朴 陈皮 甘草 芦荟 芜荑 青黛 百草霜 旋覆花《证治准绳》

转笑散（缺）

疳眼散（？） 白术 人参 柴胡 枳壳 苍术 茯苓 泽泻 羌活 蔓荆 升麻 川芎 薄荷《医学准纲六要》

保婴丹 紫草 缠豆藤 升麻 防风 荆芥穗 牛蒡子 天竺黄 蟾酥 牛黄 朱砂 麻黄 荔枝壳 赤小豆 黑豆 绿豆 甘草梢《证治准绳》

珠珀散（珀珠散？） 琥珀末 珍珠末 朱砂末 滑石 甘草 木通《医碥》

导赤散 生地黄 甘草梢 木通 淡竹叶《小儿药证直诀》

泻青丸 当归 龙脑 川芎 山栀子仁 川大黄 羌活 防风《小儿药证直诀》

泻黄丸 藿香叶 山栀子仁 石膏 甘草 防风《小儿药证直诀》

泻白丸 地骨皮 桑白皮 甘草 粳米《小儿药证直诀》

六味丸 熟地黄 山茱萸肉 山药 泽泻 牡丹皮 茯

苓《小儿药证直诀》

四君子汤 人参 白术 茯苓 炙甘草《太平惠民和剂局方》

六君汤 人参 白术 茯苓 炙甘草 陈皮 半夏《校注妇人良方》

四苓汤 茯苓 猪苓 泽泻 白术《医宗金鉴》

五苓散 猪苓 白术 茯苓 泽泻 桂枝《伤寒论》

小柴胡汤 柴胡 黄芩 半夏 人参 炙甘草 生姜 大枣《伤寒论》

生脉散 人参 麦门冬 五味子《内外伤辨惑论》

保和丸 山楂 神曲 半夏 茯苓 陈皮 连翘 莱菔子《丹溪心法》

大安丸 山楂 白术 炒神曲 半夏 茯苓 陈皮 莱菔子 连翘《丹溪心法》

宣风搜热散 生牵牛 熟牵牛 防风 陈皮 尖槟 元明粉《儿科秘要》

加味冰硼散 冰片 朱砂 玄明粉 硼砂《外科正宗》

玉屏风散 黄芪 防风 白术《丹溪心法》

抱龙丸 雄黄 白石英 犀角 麝香 朱砂 藿香 胆南星 牛黄 阿胶珠 金箔 银箔《太平惠民和剂局方》

甘泉散（缺）

肥儿糕（丸） 芜荑 神曲 麦芽 黄连《全幼心鉴》

宣风散 槟榔 陈皮 甘草 牵牛子《小儿药证直诀》

补中益气汤 黄芪 炙甘草 人参 白术 当归身 陈皮 升麻 柴胡《脾胃论》

发冷药枣方 常山 苍术 菖蒲 乌枣《儿科秘要》

香薷饮 炒扁豆 香薷 厚朴《太平惠民和剂局方》

六和汤 砂仁 半夏 杏仁 人参 炙甘草 茯苓 藿香叶 白扁豆 香薷 厚朴《太平惠民和剂局方》

导赤各半汤 川连 黄芩 知母 山栀子 滑石 犀角 茯神 麦门冬 人参 甘草 灯芯 生姜 大枣《伤寒六书》

痢症三方 初起煎方：川黄连 条黄芩 生白芍 山楂肉 陈枳壳 紫厚朴 坚槟榔 青皮 当归 甘草 地榆 红花 桃仁 南木香；加减煎方：川连 黄芩 白芍 山楂肉 橘红 青皮 槟榔 地榆 甘草 当归 桃仁粉 红花 木香；补理煎方：川连 黄芩 芍药 橘红 全当归 人参 土炒白术 炙甘草《验方新编》